INTERPRÉTATION D'UN ECG

Un guide pratique et intuitif pour apprendre à lire un

ECG et pour diagnostiquer et traiter les arythmies

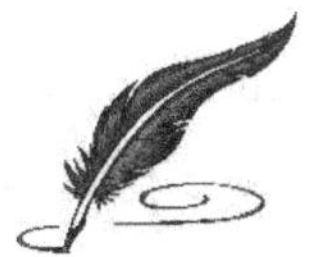

Nathan Orwell

Index

INTRODUCTION..7

CHAPITRE 1 PRINCIPAUX ÉLÉMENTS D'ANATOMIE 10

**CHAPITRE 2 COMMENT LE CŒUR FONCTIONNE-T-IL ?
ÉLÉMENTS DE PHYSIOLOGIE**..17

    2.1 CYCLE CARDIAQUE 17

        Systole auriculaire et remplissage ventriculaire................*18*

        Systole ventriculaire *19*

        Relaxation isovolumétrique..................................*19*

    2.2 DÉBIT CARDIAQUE ET VOLUME SYSTOLIQUE 20

    2.3 SYSTÈME NERVEUX AUTONOME ET ACTIVITÉ CARDIAQUE 24

    2.4 EXAMEN CLINIQUE 25

**CHAPITRE 3 PRINCIPES DE CONDUCTION ÉLECTRIQUE
CARDIAQUE**..27

    3.1 LE SYSTÈME DE CONDUCTION...................................27

    3.2 PROPAGATION DU STIMULUS ÉLECTRIQUE 30

    3.3 PHASES DU POTENTIEL D'ACTION DU CŒUR 33

        Phase 4 : polarisation......................................*33*

        Phase 0 : dépolarisation *33*

        Phase 1 : repolarisation....................................*34*

        Phase 2 : repolarisation....................................*35*

        Phase 3 : repolarisation....................................*35*

        Période réfractaire *36*

CHAPITRE 4 L'ÉLECTROCARDIOGRAMME (ECG).....................39

    4.1 DÉFINITION ET CONTEXTE HISTORIQUE 39

    4.2 OUTILS..40

    4.3 MORPHOLOGIE D'UN ECG 43

        Onde P...*45*

        Intervalle PQ...*46*

        Complexe QRS..*47*

        Section ST *47*

        Onde T *48*

        Onde U...*48*

Intervalle QT..48
4.4 ENREGISTREMENT D'UN ECG..49
   Électrodes et fils...50
   Le triangle d'Einthoven 54

CHAPITRE 5 COMMENT LIRE UN ECG **57**

5.1 FRÉQUENCE ET RYTHME 58
5.2 AXE ÉLECTRIQUE CARDIAQUE..61
5.3 ONDE P...65
5.4 INTERVALLE PQ..67
5.5 COMPLEXE QRS..68
5.6 SECTION ST 69
5.7 T ONDE 70
5.8 INTERVALLE QT 70

CHAPITRE 6 ALTÉRATIONS DE RYTHME....................................**72**

6.1 BRADYARYTHMIES (OU BRADYCARDIES) 74
   6.1.1 Bradycardie sinusale 75
   6.1.2 Blocs auriculo-ventriculaires...............................75
   Bloc auriculo-ventriculaire du 1er degré 76
   Bloc auriculo-ventriculaire de grade II.......................77
   Bloc auriculo-ventriculaire de grade III 78
   6.1.3 Blocs de branchement..79
   Bloc de branche droite 80
   Bloc de branche gauche 81
   6.1.4 PEA : activité électrique sans pouls 81
   6.1.5 Asystolie 82
   6.1.6 Arrêt sinusal 82
6.2 TACHYARYTHMIES (OU TACHYCARDIES) 82
   6.2.1 Tachycardie sinusale 84
   6.2.2 Tachycardie auriculaire (ou supraventriculaire).........85
   6.2.3 Tachycardie supraventriculaire paroxystique............86
   6.2.4 Tachycardie ventriculaire 87
   6.2.5 Flutter auriculaire 88
   6.2.5 Fibrillation auriculaire 90
   6.2.6 Fibrillation ventriculaire 92
6.3 EXTRASYSTOLES..93
   Extrasystole ventriculaire.......................................93
   Extrasystole auriculaire ou supraventriculaire 95
6.4 DIAGNOSTIC ET TRAITEMENT DES ARYTHMIES.......................96

CHAPITRE 7 ECG DANS DES CONDITIONS PATHOLOGIQUES.....**99**

7.1 ALTÉRATIONS MORPHOLOGIQUES 99
7.2 ONDES DE LÉSIONS 100
7.3 ONDES DE NÉCROSE 100
7.4 ONDES ISCHÉMIQUES 102
7.5 HYPERTROPHIE AURICULAIRE 103
   Hypertrophie auriculaire gauche 103
   Hypertrophie auriculaire droite 103
   Hypertrophie biauriculaire 104
7.6 HYPERTROPHIE VENTRICULAIRE GAUCHE 104
7.7 HYPERTROPHIE VENTRICULAIRE DROITE 105
7.8 INFARCTUS DU MYOCARDE (IAM) 106
   7.8.1 Localisation des infarctus du myocarde 108
   Infarctus antérieur 108
   Infarctus antérolatéral 108
   Infarctus inférieur 108
   Infarctus postérieur 109
7.9 ISCHÉMIE MYOCARDIQUE 109
7.10 SYNDROME DE BRUGADA 111
7.11 LE PACEMAKER CHIRURGICAL 112

CHAPITRE 8 ALTÉRATIONS D'ÉLECTROLYTE **114**

8.1 ALTÉRATIONS POTASSIQUES : HYPERKALIÉMIE ET HYPOKALIÉMIE 115
8.2 ALTÉRATIONS DU CALCIUM : HYPERCALCÉMIE ET HYPOCALCÉMIE 116
8.3 ALTÉRATIONS DU MAGNÉSIUM : HYPOMAGNÉSÉMIE 117
8.4 ALTÉRATIONS DU SODIUM : HYPERNATRÉMIE ET HYPONATRÉMIE 117

CHAPITRE 9 ECG CHEZ LE PATIENT HYPERTENDU **119**

9.1 HYPERTENSION ET HYPERTROPHIE VENTRICULAIRE GAUCHE : CRITÈRES
ECG 122
9.2 TEMPS D'ACTIVATION VENTRICULAIRE ET DYSFONCTIONNEMENT
HYPERTENSIF 123
9.3 L'ONDE P DANS LA DYSFONCTION HYPERTENSIVE 125
9.4 DISPERSION DES ONDES P DANS LA DYSFONCTION HYPERTENSIVE 127
9.5 REMODELAGE ÉLECTRIQUE DANS LA DYSFONCTION HYPERTENSIVE 127

**CHAPITRE 10 MODIFICATIONS DE L'ECG ASSOCIÉES AUX
MÉDICAMENTS ET AUX TOXINES** **129**

10.1 MÉDICAMENTS MEMBRANAIRES ET TOXINES 132
   10.1.1 Bloquants des canaux sodiques 133
   10.1.2 Bloqueurs lents des canaux calciques (BCC) 135
   10.1.3 Bloqueurs des canaux potassiques vers l'extérieur 136
   10.1.4 Bloqueurs de l'ATPase sodium-potassium 137

10.2 Médicaments et toxines qui affectent le système nerveux autonome 139

    10.2.1 Bêta-bloquants (BB) *140*

    10.2.2 Toxicité sympathomimétique *141*

    10.2.3 Toxicité anticholinergique *142*

    10.2.4 Produits naturels *143*

    10.2.5 Abus de drogues *144*

CHAPITRE 11 ÉTUDE APPROFONDIE DES PATHOLOGIES DÉTECTÉES PAR L'ECG **148**

    11.1 Le flutter auriculaire 149

    11.2 Fibrillation ventriculaire 156

    11.3 Le bloc auriculo-ventriculaire 158

    11.4 Tachycardie sinusale 160

    11.5 Bradycardie sinusale 164

    11.6 Le syndrome du QT long 168

    11.7 Arythmies et utilisation de stimulateurs cardiaques 174

CONCLUSION **179**

INTRODUCTION

Notre cœur représente l'un des organes les plus importants en plus du cerveau et sa fonction est celle d'une pompe qui permet au sang de circuler pour alimenter les tissus en oxygène afin de les faire fonctionner. Dans ce livre, nous verrons comment il fonctionne et comment est-il possible interpréter plusieurs de ses mécanismes à travers l'électrocardiogramme.

L'électrocardiogramme est l'un des outils de diagnostic plus utilisé. C'est le premier outil utilisé en cas d'urgences cardiaques ou simplement pour des visites médicales de routine du cœur. Il est important d'écouter les symptômes ressentis et qui peuvent indiquer des problèmes plus ou moins importants affectant le cœur. Ce sera ensuite le médecin qui nous indiquera le chemin le plus approprié à suivre.

Pouvoir avoir une vue d'ensemble du tracé de l'électrocardiogramme, apporte une aide significative pour comprendre plus rapidement l'interprétation donnée par notre médecin de confiance (ou par celui chargé d'effectuer l'examen), et éviter, ainsi, les angoisses et les soucis, souvent engendrées par une connaissance et une familiarité limitée des terminologies médico-scientifiques.

En fait, le but de ce livre n'est en aucun cas celui de vouloir remplacer les experts du secteur, mais simplement fournir un outil pour vous aider à vous familiariser avec les mots et les mécanismes du domaine médical afin qu'ils soient accessibles à chacun d'entre nous.

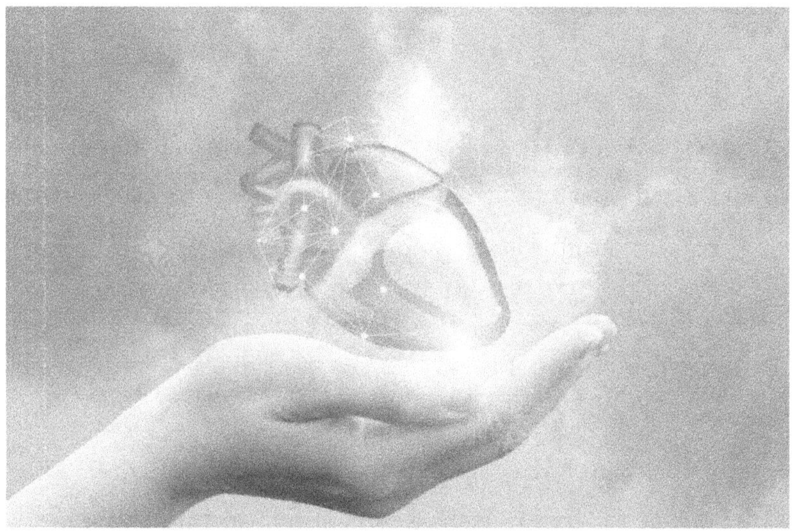

Nous commencerons par une description courte et simplifiée de l'anatomie et de la physiologie du cœur, suivi de l'explication des principaux mécanismes de la conduction électrique cardiaque, à la base de l'enregistrement du signal électro cardiaque. Ensuite, nous rentrerons plus dans le détail avec l'instrument électrocardiographique, en décrivant ses fonctionnalités et les différents éléments. Nous verrons la fonction des électrodes et comment elles doivent être positionnées sur la surface du corps.

Enfin, nous donnerons quelques suggestions sur la lecture des tracés aussi bien dans des conditions physiologiques qu'en tenant compte des principales maladies cardiaques. L'électrocardiogramme (ECG) est en fait l'outil de premier niveau pour le dépistage de toutes les situations qui amènent à l'altération de l'activité électrique du cœur, comme par exemple, l'infarctus du myocarde, anomalies du rythme cardiaque, angine de poitrine, augmentation du volume du cœur, cardiopathies inflammatoire, troubles électrolytiques, effets sur le cœur de médicaments comme les antiarythmiques et les antidépresseurs. Toutes ces conditions cliniques peuvent en effet provoquer des anomalies du tracé électrocardiographique.

Pour une interprétation précise et efficace d'un ECG, une approche systématique est requise. En fait, l'interprétation de l'ECG n'est pas seulement un exercice de reconnaissance morphologique, mais il nécessite la capacité à analyser le tracé dans son ensemble, en rapport à l'anatomie et à la physiologie cardiaques. Avec ce volume, nous visons à donner une vision simplifiée de l'ensemble du processus d'enregistrement d'un ECG.

CHAPITRE 1
Principaux éléments d'anatomie

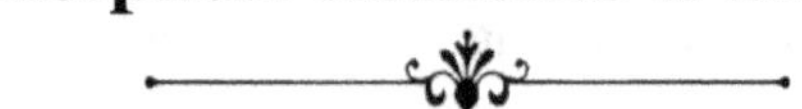

Le cœur est l'organe principal du système cardiovasculaire qui, par le sang circulant dans les vaisseaux sanguins, achemine les nutriments dont le corps a besoin. C'est un organe musculaire involontaire (son activité de contraction n'est déterminée par aucun type de contrôle nerveux).

On estime que, pour un adulte, le poids est d'environ 250-300 grammes, avec des dimensions égales à celles d'un poing. Le cœur mesure 12-13 cm de long, 8-10 cm de large et environ 7 cm d'épaisseur. Il bat en moyenne 100 000 fois par jours et pompe environ 5 à 6 litres de sang par minute à travers le corps.

Le cœur est placé juste derrière le sternum, légèrement à gauche, bordé dans la partie inferieur par le diaphragme qui le protège des autres organes. Il se trouve plus précisément dans la zone médiane de la poitrine entre les poumons et la colonne vertébrale.

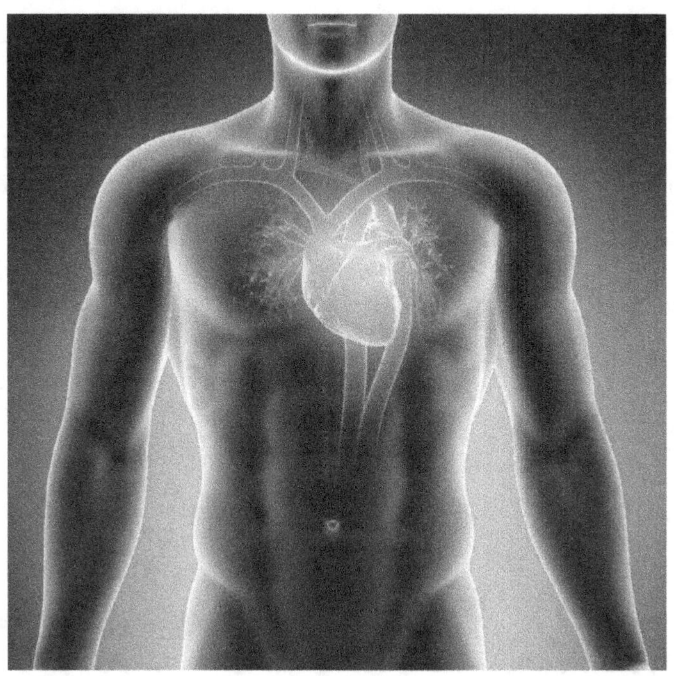

Il est protégé par le péricarde, une membrane épaisse de tissu conjonctif, qui protège les racines des principaux vaisseaux sanguins. Le cœur a besoin de toute la protection possible et, précisément pour cette raison, il est placé à l'intérieur de la cage thoracique, attaché à la colonne vertébrale et au diaphragme par des ligaments résistants qui le gardent en place et le protègent des mouvements. Le cœur est principalement constitué de tissu musculaire, sa position est oblique par rapport à l'axe du corps. Ses parois se composent principalement de trois couches : épicarde, myocarde et endocarde.

L'épicarde qui est la partie la plus externe, est constituée fondamentalement d'une membrane qui recouvre et protège le cœur en produisant du liquide lubrifiant. Le myocarde est ce qu'on appelle communément le « muscle » du cœur. C'est le tissu qui se contracte et se détend pour produire le rythme cardiaque en poussant le sang à travers le corps. L'endocarde est une zone de tissu très lisse qui recouvre la partie interne et empêche la formation de caillots sanguins.

Le cœur peut être divisé en deux parties, selon le type de sang y circulant : à droite nous avons la cavité veineuse, avec du sang appauvri en oxygène, à gauche la cavité artérielle, où le sang oxygéné circule. Chacun d'eux est divisé en quatre parties principales appelées cavités. Ces quatre cavités sont à leur tour divisées en deux groupes : les oreillettes et les ventricules. Les cavités du cœur à droite et à gauche sont séparées par deux septums, l'interauriculaire et celui interventriculaire.

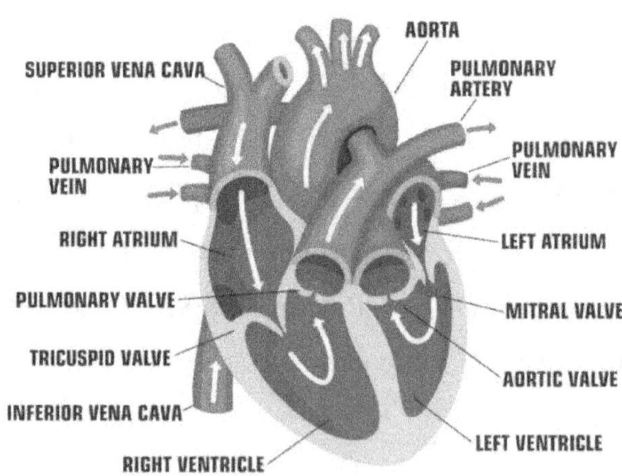

Les oreillettes sont situées dans la partie supérieure du cœur, une à droite et l'autre à gauche. Elles sont plus petites que les ventricules et agissent comme une chambre de réception pour le sang de retour vers le cœur, tandis que les ventricules poussent le sang vers le corps. Plus précisément, le sang riche en oxygène est pompé par l'oreillette gauche du corps. Une fois que le sang a transporté l'oxygène dans le reste du corps, il est pompé dans l'oreillette droite où il est recyclé.

Les ventricules sont situés dans la partie inférieure du cœur et sont souvent considérés comme les cavités principales qui ramènent le sang de l'oreillette gauche et l'expulsent vers les poumons. Il y a deux anneaux circulatoires reliés au cœur. L'anneau droit fait circuler le sang vers les poumons, tandis que l'anneau gauche le pompe dans le corps.

Le sang circule dans le cœur dans une seule direction, d'une cavité à l'autre, à travers des valvules. Les valvules sont constituées d'un tissu protecteur aussi épais qu'une feuille de papier. Comme pour les cavités du cœur, il y a quatre valvules cardiaques situé entre chacune des quatre cavités et dans les artères et veines qui transportent le sang vers et depuis le cœur. Elles s'ouvrent et se referment pendant qu'elles fonctionnent.

Les quatre valvules cardiaques, par ordre de grandeur, sont :

- la valvule tricuspide qui règle le débit entre l'oreillette droite et le ventricule droit ;

- la valvule mitrale qui règle le débit entre l'oreillette gauche et le ventricule gauche;
- la valvule aortique qui règle le flux du cœur vers le système circulatoire;
- la valvule pulmonaire (avec trois cuspides semi-lunaires ; 20 mm d'épaisseur), qui règle le flux du cœur vers la circulation pulmonaire.

Les valvules contrôlent le flux sanguin autour du cœur et assurent que l'action de pompage soit efficace. Le mouvement d'ouverture et de fermeture dépend entièrement de la variation de la pression intracardiaque. Leur activité est simplement « poussée » par le flux sanguin lui-même, sans aucun type de contrôle nerveux ou musculaire. Dans des situations particulières, suite à des pathologies ou des traumatismes qui les endommagent, les valvules peuvent être remplacées chirurgicalement en utilisant des valvules artificielles ou organiques.

Le passage du sang du cœur au corps et vice versa, s'effectue à travers un système articulé de vaisseaux sanguins, divisés en deux catégories : les artères et les veines.

Les artères transportent le sang riche en oxygène du cœur au reste du corps. Les veines, quant à elles, transportent le sang appauvri en oxygéné au cœur. Il y a beaucoup de veines et d'artères dans le corps humain, les principales avec des fonctions spécifiques pour la survie de l'organisme comprennent :

- L'artère pulmonaire qui transporte le sang avec des niveaux faibles en oxygène et des niveaux élevés de dioxyde de carbone aux poumons ;
- L'aorte est l'artère la plus grande qui est reliée au ventricule gauche du cœur à un réseau d'artères plus petites qui courent dans tout le corps ;
- Les artères coronaires qui partent de l'aorte et bifurquent, ensuite, sur les deux côtés du cœur, à droite et à gauche, et par un système de petits vaisseaux et capillaires qui entourent le cœur, transportent le sang dans tout l'organisme ;
- L'artère carotide qui fournit de sang le visage, la tête et le cerveau ;
- La veine hépatique qui évacue le sang du foie par un système de drainage ;
- La veine cave qui est en fait un grand système à deux vaisseaux principaux qui ramène le sang au cœur. Elle se divise en : la veine cave inférieure, qui transporte le sang du côté inférieur du corps au cœur et la veine cave supérieure, qui transporte le sang de la tête, des bras et du haut du corps vers le cœur.

Nous pouvons voir dans ce système, une petite circulation « pulmonaire » et une grande circulation systémique. Dans la petite circulation, le sang atteint les poumons le long de l'artère pulmonaire, pour atteindre ensuite l'oreillette gauche et arriver ensuite, par le biais des quatre veines pulmonaires, dans le ventricule gauche.

Ce dernier possède une force de contraction plus élevée par rapport à celui de droite, d'où provient la circulation systémique. Ici, grâce à l'artère aortique, le sang oxygéné est distribué dans les tissus, se charge par la suite de dioxyde de carbone et revient dans l'oreillette droite du cœur.

Dans ce chapitre, nous avons vu les principaux éléments d'anatomie, afin de mieux comprendre le fonctionnement et les mécanismes de cette extraordinaire pompe cardiaque.

CHAPITRE 2
Comment le cœur fonctionne-t-il ? Éléments de physiologie

2.1 Cycle cardiaque

Par ce terme, on fait référence à la progression de moments qui forment chaque battement de cœur.

Au cours de ce processus, les cavités cardiaques se contractent et se détendent de manière coordonnée. Pendant chaque battement notre cœur passe par un processus complexe et cela se produit à partir du premier instant de notre vie. Voyons à présent, plus dans le détail, ce qui se passe au cours de ce cycle.

La phase de contraction est appelée « systole » : au cours de ce processus, les ventricules se vident vers l'aorte et vers les artères pulmonaires. Les valvules auriculo-ventriculaires sont fermées et les valvules pulmonaires et aortiques sont ouvertes. La phase de détente, quand le cœur se repose et se remplit à nouveau, est appelée "diastole". Au cours de ce processus, qui dure environ 0,5 seconde, le sang atteint les ventricules. Les valves auriculo-ventriculaires sont ouvertes et les valves pulmonaires et aortiques sont fermés.

Les oreillettes droite et gauche sont synchronisées au cours de la phase systolique et diastolique-auriculaire, tandis que les ventricules gauche et droit sont synchronisés pendant la systole et la diastole ventriculaire. Un cycle complet de ces phases est appelé cycle cardiaque et se compose principalement de trois phases : la systole auriculaire et le remplissage ventriculaire, systole ventriculaire et phase de relaxation isovolumétrique. Regardons-les plus dans le détail, afin de découvrir leurs fonctionnalités.

Systole auriculaire et remplissage ventriculaire

La systole commence par une contraction au niveau des oreillettes, cela permet le remplissage des ventricules. Pendant cette phase du cycle cardiaque, la pression dans le cœur est faible et le sang de la circulation remplit de façon passive les oreillettes des deux côtés. Cela aboutit à l'ouverture des valves auriculo-ventriculaire et le sang se déplace vers les ventricules. Environs 70% du remplissage ventriculaire se produit au cours de cette phase. Suite à la dépolarisation des oreillettes (onde P sur un électrocardiogramme [ECG]), le contrat des oreillettes se contractent et compriment le sang dans les cavités auriculaires en poussant le sang résiduel dans les ventricules.

Cette dernière partie de la phase de repos ventriculaire (diastole) dans laquelle le sang est à l'intérieur des ventricules, est appelée volume diastolique final (VD). Les oreillettes se détendent et l'impulsion électrique est transmise aux ventricules, qui subissent une dépolarisation (onde QRS sur un ECG). Nous reviendrons sur les notions de dépolarisation et d'ondes électro-cardiaques dans les chapitres suivants car elles ont leur propre importance.

Systole ventriculaire

À ce stade, les oreillettes sont relâchées et les ventricules commencent à se contracter pendant environ 0,4 seconde. La contraction ventriculaire conduit à la fermeture des valves auriculo-ventriculaires permettant l'ouverture des semi-lunaires. Cette contraction provoque une augmentation de la pression à l'intérieur des ventricules.

Lorsque cette pression devient importante au niveau des artères, cela engendre l'ouverture des valves (pulmonaire et aortique). Le sang pauvre en oxygène atteint les poumons pour se recharger, tandis que celui riche en oxygène atteint tout le corps au moyen de l'aorte.

Relaxation isovolumétrique

Nous avons atteint la phase finale du cycle cardiaque. Maintenant les ventricules se détendent et le sang qui reste dans la cavité est appelé volume systolique final (VES). La pression ventriculaire chute rapidement et, lorsque cela se produit, le sang dans l'aorte et le tronc pulmonaire reflue momentanément et les valves aortique et pulmonaire de referment. Ce reflux provoque une brève augmentation de pression dans l'aorte, donnant un changement typique de la pression du cycle cardiaque appelée encoche dichroïque.

Le cœur agit comme une pompe grâce au muscle et aux valves, lorsqu'il se contracte, il engendre une pression sur le sang présent dans les cavités cardiaques. Tout au long du cycle caractéristique de son fonctionnement, la pression dans les cavités cardiaque augmente ou diminue, affectant l'ouverture ou la fermeture des valves, régulant ainsi le flux sanguin entre ses cavités.

La pression dans le côté gauche du cœur est environ cinq fois plus élevée par rapport au côté droit, mais le même volume de sang est pompé à chaque battement cardiaque.

Le cycle du cœur peut être compris dans une séquence d'événements en partant du principe que tout flux sanguin à travers les cavités dépend de la pression, puisque le sang passera toujours d'un côté avec une pression élevée à un côté avec une pression basse. Le sang dans les artères coule plus rapidement grâce à la poussée produite par la contraction de cœur, dans les veines et dans les vaisseaux plus petits il s'écoule grâce à la différente pression présente entre les veines et les capillaires.

2.2 Débit cardiaque et volume systolique

Le débit cardiaque implique la quantité de sang qui est pompé par le cœur en une seule minute. Chaque pompage est appelé débit cardiaque. Il peut être calculé avec une simple équation : le volume systolique, à savoir le sang pompé en l'espace d'une minute multipliée par la fréquence de battement.

Tout d'abord, il faut calculer le SV qui correspond à la différence entre l'EDV (le volume de sang restant dans les ventricules après la diastole) et l'ESV (le volume de sang restant dans les ventricules après contraction).

Prenons un exemple pratique.

Si l'EDV est de 120 ml et l'ESV de 50 ml, le SV sera :

120 ml (EDV) - 50 ml (ESV) = 70 ml / battement (SV).

Une fois le SV déterminé, le CO peut être calculé. Si le SV est de 70 ml et la fréquence cardiaque est de 70 bpm, le CO

Sera :

70 ml (SV) x 70 bpm (fréquence cardiaque) = 4 900 ml/min (CO).

Le CO peut varier ; par exemple, il augmentera en réponse aux exigences métaboliques telles que l'exercice physique oula grossesse ou dans des états pathologiques tels que l'insuffisance cardiaque. De plus, le CO peut ne pas être suffisant à soutenir des activités simples de la vie quotidienne ou d'augmenter en réponse à des sollicitations telles que l'exercice physique léger ou modéré.

Le battement constant du cœur est contrôlé par une série de tissus nerveux spécialisés qui « tirent » à travers le cœur et coordonnent les actions du rythme cardiaque. Il est composé des structures cardiaques suivantes.

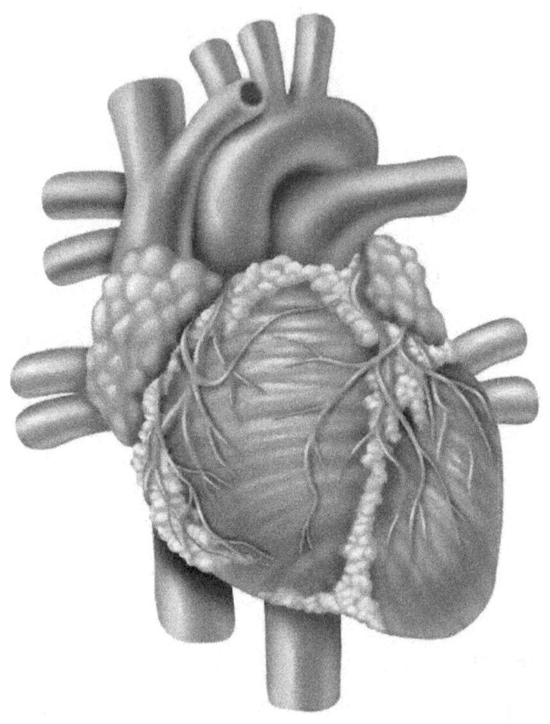

- Nœud sino-auriculaire (SA) : C'est un stimulateur cardiaque qui donne l'impulsion initiale. Il est situé dans la partie latérale antérieure, à peine au-dessous de l'épicarde où pénètre la veine cave supérieure à l'intérieur de l'oreillette droite. L'impulsion du nœud sino-auriculaire se propage à travers le myocarde de l'oreillettes droite et gauche, qui est également rapidement transmis au nœud auriculo-ventriculaire ;

- Nœud atrioventriculaire (AV) : ce nœud est situé dans la partie postérieure et inférieure du septum interatrial, près de l'abouchement du sinus coronaire dans l'oreillette droite. À partir de là, le signal est transmis aux ventricules par un faisceau de nerfs appelé faisceau atrioventriculaire.

- Faisceau atrioventriculaire : Ce faisceau de nerfs part du nœud atrioventriculaire vers les ventricules le long du septum interventriculaire. À ce niveau, il se séparent en branches du faisceau droit et gauche qui s'enfoncent profondément dans l'endocarde et deviennent, ensuite, les branches sous-endocardiques. Les branches sous-endocardiques se divisent en : branches sous-endocardiques du faisceau droit, qui stimulent le septum interventriculaire, le muscle papillaire et la paroi ventriculaire droite, et les branches sous-endocardiques du faisceau gauche qui stimule le septum interventriculaire, le muscle papillaire et la paroi ventriculaire gauche.

Un principe physiologique à la base de la fonction cardiaque est la loi de Frank-Starling, qui propose que le facteur critique influençant la SV soit la précharge, c'est-à-dire le sang de retour de la circulation vers le cœur pendant son remplissage.

La quantité de précharge détermine la quantité de sang que le cœur peut supporter (CO) et influence l'étirement et la tension sur les cellules musculaires qui composent les fibres cardiaques. SV augmente en réponse de la précharge. A la suite du remplissage, la montée de la pression dans les ventricules augmente l'étirement des fibres musculaires cardiaque.

Cet étirement aboutit à une augmentation de contractilité du cœur et à une augmentation du CO. Dans les limites physiologiques, la précharge et la contractilité du cœur sont positivement corrélées. Ceci explique comment l'exercice peut améliorer les performances cardiaques.

De nombreux hormones et produits chimiques peuvent affecter la contractilité du cœur. Les facteurs qui augmentent la contractilité, comme l'adrénaline et la thyroxine, peuvent avoir un effet inotrope positif. Au contraire, les facteurs qui diminuent la contractilité, tels que les bloquants du calcium, auraient un effet inotrope négatif sur le cœur.

2.3 Système nerveux autonome et activité cardiaque

Le cœur est innervé par les nerfs autonomes des plexus cardiaques superficiels et profonds. Le plexus cardiaque profond est situé sur la bifurcation de la trachée, tandis que le plexus cardiaque superficiel est situé sous l'arc de l'aorte.

Le système nerveux autonome est formé d'une chaîne répétée de deux neurones (le neurone présynaptique et le neurone postsynaptique) qui se propage du système nerveux central au cœur. Les fibres sympathiques présynaptiques partent des cinq ou six premiers segments thoraciques de la moelle épinière, ils pénètrent dans les troncs sympathiques et "touchent" les neurones postsynaptique, situé dans les ganglions cervicaux et thoraciques supérieurs, initiant de telle sorte un processus synaptique. Les fibres de neurones postsynaptiques rejoignent le plexus cardiaque et se terminent sur le nœud SA, sur le nœud AV, sur les fibres du musculaires cardiaques et sur les artères coronariennes.

La stimulation sympathique augmente le rythme cardiaque, la contraction et dilatation des artères coronariennes. L'innervation parasympathique du cœur est assurée par le nerf vague. Les fibres parasympathiques présynaptiques du nerf vague, rejoignent les fibres sympathiques postsynaptiques dans le plexus cardiaque. Les neurones postsynaptiques parasympathiques se trouvent dans le ganglions intrinsèques (à l'intérieur de la paroi cardiaque) et rejoignent le nœud SA, le nœud AV et les artères coronariennes. La stimulation parasympathique a un effet opposé à la stimulation sympathique.

2.4 Examen clinique

L'examen clinique du cœur nécessite plusieurs phases en une séquence ordonnée d'inspection, de palpation et d'écoute, en partant des mains du patient. Il faut évaluer soigneusement le pouls (s'il est fort / faible / lent à monter), sa fréquence par minute et le rythme (régulier ou irrégulier).

La pression veineuse dans les veines du cou (pression jugulaire) doit être évaluée pour aider à comprendre l'état des fluides ; elle peut montrer une insuffisance dans le fonctionnement du cœur ou une maladie des valves.

La palpation de la paroi thoracique antérieure (précordial) permet aux médecins d'évaluer la force du cœur : une valve défaillante peut être ressentie comme un frémissement, tandis que l'hypertrophie cardiaque peut conduire à une ondulation. Le battement apical doit être ressenti pour s'assurer qu'il soit là où il devrait être, c'est-à-dire sur la ligne médio claviculaire au cinquième espace intercostal. Toutes ces procédures font partie d'un examen clinique de routine du cœur.

Au cours du cycle cardiaque, il y a deux sons associés à chaque battement de cœur et sont audibles avec un stéthoscope. Tous deux signalent la fermeture des valves cardiaques : le premier bruit cardiaque (S1) représente la fermeture des valves mitrale et tricuspide, et le deuxième bruit cardiaque (S2) est généré par la fermeture de la valve aortique et pulmonaire.

Dans certains états physiologiques, l'écoute peut révéler d'autres bruits cardiaques qui peuvent nécessiter un examen plus approfondi. L'écoute de chacune des valves cardiaques peut révéler de informations utiles ; par exemple, un dysfonctionnement ou un rétrécissement des valves provoquera un son indiqué comme "Whooshing", qui ressemble à une sorte de bourdonnement.

Tout dommage à la fonctionnalité du cœur, tel que, par exemple dans l'insuffisance cardiaque, peut amener le liquide à remonter dans les poumons. Dans ce cas l'écoute peut révéler des sons tels que des craquements. Les jambes doivent aussi être évalué pour tout signe d'accumulation de liquide (œdème périphérique).

CHAPITRE 3
Principes de conduction électrique cardiaque

3.1 Le système de conduction

Le cœur se contracte assez spontanément en maintenant sa propre rythmicité. L'activité est favorisée grâce à des stimules électriques provenant du cœur et qui vont forment le système de conduction. Ce système se compose de :

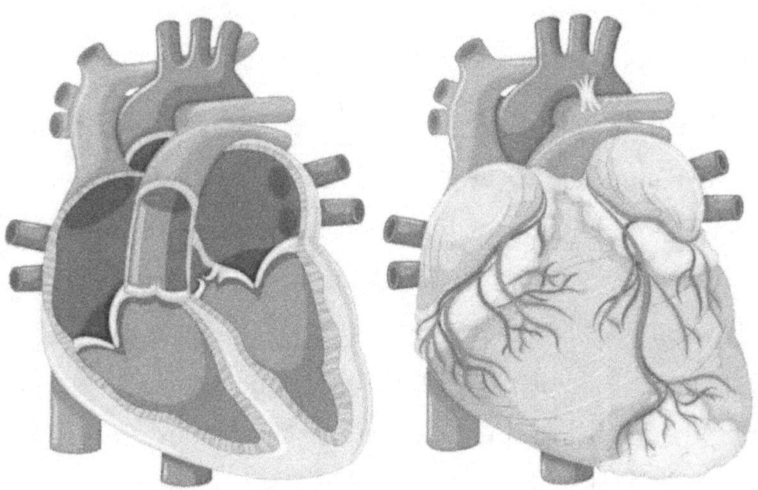

- Nœud sinusal-auriculaire (stimulateur physiologique)
- Système de conduction intraventriculaire (appelé aussi faisceau de His)
- Voies internodales (conduction auriculaire)
- Fibres de Purkinje
- Nœud auriculo-ventriculaire

Ces tissus, dont certains sont appelés nœuds étant donnée leur forme qui rappelle celle de cet élément, sont formées de fibres musculaires qui se contractent produisant un stimulus électrique qui agit sur le cœur. Par exemple, les cellules musculaires striés possèdent la capacité de se contracter et et vu qu'elles rappellent un stimulateur cardiaque, elles sont également appelées « cellules stimulateur cardiaque". Le muscle cardiaque a donc la capacité de subir une dépolarisation (modification de l'excitation d'une cellule), ce qui conduit à la contraction des cellules musculaires.

Dans le cœur, les changements électriques nécessaires pour générer une impulsion cardiaque sont régulés par son système de conduction, qui commence par une séquence d'excitation dans une zone spécialisée des cellules cardiaques, le nœud sino-auriculaire (SAN), situé dans l'oreillette droite. Lorsque le système fonctionne correctement, il établit le rythme cardiaque (rythme sinusale) et produit les impulsions qui agissent sur le myocarde, en stimulant la contraction cardiaque. D'où les stimulations sont transmises au tissu musculaire du cœur qui le fait contracter.

L'impulsion cardiaque passe ensuite par l'SAN aux oreillettes, qui se se contractent, et l'impulsion est transmise à une autre masse de cellules spécifiques, le nœud auriculo-ventriculaire (AVN).

L'AVN est situé dans le septum interauriculaire, un faisceau de tissu placé entre l'oreillette droite et gauche. Sa fonction est de donner à une plus grande conduction.

Il y a un léger retard (0,1 seconde) de l'impulsion à l'AVN car les fibres de ce dernier sont plus petites, ce qui laisse le temps aux oreillettes de se contracter et de se vider dans les ventricules avant que la contraction ventriculaire ne se produise. L'impulsion descend ensuite vers un gros faisceau de tissu spécialisé celui du His, qui le conduit vers les ventricules. Le faisceau de His est divisé en une partie droite et une partie gauche, où nous trouvons les fibres de Purkinje qui rejoignent la partie inférieure du cœur avant de remonter.

Les fibres Purkinji ont une conductivité élevée par rapport aux cardiomyocytes. Le nœud sinusal donne le rythme au cœur qui s'atteste à environ 75-80 battements par minute. Ils existent différentes interférences qui peuvent déterminer une variation de cette fréquence. On peut dire que la partie du système nerveux sympathique a tendance à augmenter les battements, parce que le corps a besoin d'un plus grand afflux de sang dans les muscles (réaction de combat ou de fuite), au contraire le système nerveux parasympathique ralentit le rythme selon le principe opposé de celui indiqué précédemment. Ces stimulations électriques sont alors détectées u cours de l'examen de l'électrocardiogramme (ECG).

3.2 Propagation du stimulus électrique

Le cœur a des similitudes avec les muscles du squelette et les neurones, ainsi qu'à des propriétés vraiment uniques. Comme pour le neurone, la cellule myocardique a également une membrane négative au repos.

La stimulation au-delà d'une valeur seuil induit l'ouverture de canaux ioniques avec un voltage dépendants et un flux de cations dans la cellule. Les ions chargés positivement qui pénètrent dans les cellules provoquent la dépolarisation caractéristique qu'elle amène à l'ouverture et à la libération de ions de calcium avec une charge positive ($Ca2+$). Cet afflux de calcium libre provoque la contraction musculaire. Ensuite, les canaux potassiques s'ouvrent et libèrent des ions potassium chargés positivement (K +).

Il existe des différences entre les cellules nodales et celles ventriculaires ; les différences spécifiques dans les canaux ioniques et les mécanismes de polarisation donnent lieu à des propriétés uniques des cellules du nœud SA, en particulier les dépolarisations spontanées nécessaires à l'activité de stimulateur cardiaque du nœud SA. Le cycle de propagation du stimulus électrique se compose de quatre phases (nous verrons dans le détail chaque phase plus tard):

- POLARISATION : phase 4, c'est-à-dire la phase du repos.

- DEPOLARISATION : phase 0, c'est-à-dire l'activation électrique.

- REPOLARISATION : phases 1, 2 et 3. C'est-à-dire la restauration de la phase négative.

- PÉRIODE RÉFRACTAIRE : c'est-à-dire le temps qui s'écoule avant la repolarisation cellulaire.

Comme pour le muscle squelettique, la membrane au repos dans la phase de polarisation des cellules cardiaques est de 80 millivolts, à l'intérieur de la membrane il y en a une plus grande négativité par rapport à l'extérieur. Les ions localisés à l'extérieur de la cellule au repos sont constitués de sodium chargé positivement (Na +) et chlore chargé négativement (Cl-), tandis qu'à l'intérieur de la cellule il y a une prévalence de potasse (K+).

Quand la tension devient de plus en plus positive, il y a dépolarisation grâce à l'ouverture des canaux sodiques qui permettent l'entrée dans la cellule. Après la période réfractaire, celle de l'action commence, suite à l'ouverture des canaux potassiques, cela favorise le retour de la cellule à un état négatif, également connu sous le nom de repolarisation.

Le calcium est un autre ion fondamental contenant une charge positive (Ca2 +), qui se trouve à la fois à l'extérieur et à l'intérieur de la cellule. Il peut créer des dépôts connus sous le nom de réticulum sarcoplasmique (SR). La libération de Ca2 + du SR est fondamentale à la fois pour la phase de repos que pour celle d'action, compte tenu de l'importance dans le couplage excitation-contraction cardiaque. Entre les cellules il y a des différences physiologiques, certaines provoquent le potentiel d'action (cellules du stimulateur cardiaque) et d'autres sont limités à mener l'action sans le provoquer.

Toutes ces différences, y compris leurs mécanismes, se retrouvent dans la forme de l'onde qui contient le potentiel d'action. Ce potentiel d'action du cœur n'est rien d'autre qu'un changement rapide de tension qui se propage dans la membrane des cellules. Il est engendré par des ions chargés qui se déplacent de l'intérieur vers l'extérieur de la cellule par le biais de protéines appelées « canaux ionique".

Le potentiel d'action du cœur n'est pas égal au potentiel présent dans d'autres cellules avec des caractéristiques excitable, puisqu'il n'a pas origine d'une activité nerveuse. À vrai dire, il provient de cellules spécialisées qui génèrent le même potentiel. Dans un cœur sain, les cellules susmentionnées sont situées dans l'oreillette droite et produisent ce potentiel qui vise à contracter la membrane cellulaire même. Par conséquent, l'activité SAN est d'environ 70-100 battements au repos.

Chaque cellule du cœur est connectée électriquement via des structures qui permettent au potentiel d'action de pénétrer, cela signifie que les cellules auriculaires peuvent se contracter en même temps et il en est de même pour les ventriculaires.

3.3 Phases du potentiel d'action du cœur

Généralement le modèle le plus utilisé pour comprendre le potentiel d'action du cœur est celui du ventriculaire du myocyte, composé de cinq phases.

Phase 4 : polarisation

Cette phase se produit lorsque la cellule est au repos, cette jonction temporelle est connue sous le nom de diastole, la tension détectée est constante d'environ -80mV. Le potentiel au repos est détecté par les ions qui convergent dans la cellule et de ceux qui sortent, pour qu'il y ait un équilibre. La présence de structures particulières appelées « pompes » placées sur la membrane cellulaire, permet de garder une concentration constante.

Il faut dire que les cellules définies comme stimulateurs cardiaques ne sont quasiment jamais totalement au repos. En fait, cette phase est connue sous le nom de "potentiel de stimulateur cardiaque". Dans ce phase le potentiel membranaire pousse vers une positivité plus élevée, jusqu'à la valeur seuil, ceci jusqu'à ce qu'il soit dépolarisé par le potentiel d'action d'une cellule voisine.

Phase 0 : dépolarisation

Dans cette phase, nous assistons à un changement soudain de la tension provenant de la membrane cellulaire. Le tout se produit grâce au flux chargé positivement. Dans les cellules non pacemaker, ceci est provoqué par l'activation des canaux Na +. Ces canaux sont activés lorsqu'il existe un potentiel d'action provenant d'une cellule voisine, à travers les jonctions communicantes. Lorsque cela se produit, la tension à l'intérieur de la cellule augmente légèrement. Si cette augmentation de tension atteint le potentiel seuil ~ -80 mV, cela peut provoquer l'ouverture des canaux Na+.

Une concentration plus élevée de sodium est générée dans la cellule même, ce qui fait augmenter rapidement la tension (à ~ +50 mV ; ensuite dans le sens du potentiel d'équilibre de Na +). Cependant, si la stimulation initiale n'est pas forte, celui de seuil n'est pas atteint, et par conséquent celui action non plus. Ce processus est défini comme ; "La loi du tout ou rien".

Dans les cellules pacemaker (cellules SAN) en revanche, l'augmentation de la tension membranaire est due principalement à l'activation des canaux calciques de type L. Ces canaux dépendent également d'une augmentation de la tension, même si cette fois le responsable le potentiel pacemaker (décrit dans la phase 4) ou par un potentiel en entrée. Les canaux calciques L sont activés vers la fin du processus (potentiel pacemaker). Les canaux calciques de type L sont activés plus lentement que ceux du sodium. Il en résulte une forme d'onde plus douce.

Phase 1 : repolarisation

Dans cette phase, les canaux Na + sont désactivés, le sodium dans la cellule se réduit et les canaux potassiques révèlent une ouverture et une fermeture assez rapide. Cela permet une sortie de potassium qui rend la membrane négative. Ce processus est indiqué par une encoche sur la forme de l'onde qui décrit le potentiel d'action. Il n'y a pas de phase 1 évidente présente dans les cellules pacemaker.

Phase 2 : repolarisation

Cette phase est également connue sous le nom de phase "plateau", en raison du potentiel de membrane qui reste presque constant pendant la repolarisation. Tout cela est dû à un certain équilibre, les canaux potassiques laissent la cellule tandis que ceux du calcium de type L, permettent le mouvement des ions dans la cellule.

On pense que les ions calcium sont responsables du mouvement de contraction du muscle cardiaque. La circulation de ces ions permet au potentiel membranaire de rester constant. Cette phase est cruciale dans la prévention des rythmes cardiaques irrégulier et responsable de la durée du potentiel d'action lui-même. Il n'y a pas de phase de plateau présents dans les potentiels d'action pacemaker.

Phase 3 : repolarisation

Dans cette phase, les canaux calciques de type L se ferment, tandis que les canaux potassium K + restent ouverts. Cela assure un flux positif vers l'extérieur qui correspond à la phase négative du potentiel membranaire.

Ce courant net positif vers l'extérieur provoque la repolarisation de la cellule. Il faut dire que les chaînes potassium se ferment une fois que le potentiel a été restauré, cela aide à déterminer le potentiel de membrane au repos. Les mêmes pompes ioniques réactivent le potentiel de préaction.

Cela signifie que le calcium intracellulaire est pompé à l'extérieur. Je rappelle que cet élément était responsable de la contraction du myocyte cardiaque. Une fois que cela est perdu, la contraction elle-même perd en force et les cellules commencent à se détendre. Cela conduit à une relaxation ultérieure du muscle cardiaque.

Au cours de cette phase, le potentiel d'action est repolarise le tout. Globalement, il y a un courant net positif vers l'extérieur, ce qui implique un changement de potentiel membranaire négatif. Les mêmes canaux se ferment lorsque le potentiel membranaire est ramené à celui de repos et les pompes ioniques restent actives pendant toute la phase 4, restituant ainsi le ion que l'on trouve dans les stades de repos. Cela veut dire que le calcium utilisé pour la contraction musculaire, est poussé à l'extérieur de la cellule, entraînant une plus grande relaxation musculaire.

Période réfractaire

Les cellules cardiaques ont deux périodes réfractaires, la première au début de la phase 0 jusqu'à une bonne partie de la troisième phase. C'est ce qu'on appelle la période réfractaire, pendant laquelle il n'est pas possible pour la cellule de produire un autre type de potentiel.

Cette étape est suivie jusqu'à la phase trois d'une période défini comme réfractaire, dans laquelle il faut une plus grande stimulation pour libérer un nouveau potentiel d'action. Les changements du sodium et du potassium déterminent ces deux périodes réfractaires. La période réfractaire absolu se produit lorsque les canaux ne s'ouvrent pas indépendamment de la force de la stimulation.

La période réfractaire relative est déterminée par la fuite des ions potassium, ce fait provoque la négativation de la potentiel membranaire, ce processus réinitialise les canaux du sodium, ouvrant l'étape d'inactivation, tout en maintenant le canal fermé. Un nouveau potentiel d'action n'est pas exclu même si à vrai dire il a besoin d'un stimulus très fort.

Les cellules cardiaques dépendent du potentiel d'action et les altérations peuvent conduire à des maladies majeures, parmi lesquels il convient de mentionner l'arythmie cardiaque et dans certains cas de mort subite. L'activité du potentiel d'action à l'intérieur du cœur, il peut également être enregistré au moyen de d'un ECG. Celui-ci est composé de plusieurs pics allant

Les cellules cardiaques dépendent du potentiel d'action et les altérations peuvent entraîner des maladies importantes, parmi lesquelles il convient de mentionner l'arythmie cardiaque et, dans certains cas, la mort subite. L'activité du potentiel d'action à l'intérieur du cœur peut également être enregistrée au moyen d'un ECG. Celui-ci est constitué de plusieurs pics qui montent et descendent qui représentent essentiellement une dépolarisation lorsque la tension a une valeur positive et une repolarisation lorsque l'inverse se produit.

Nous verrons en détail les caractéristiques d'un ECG dans les chapitres suivants.

CHAPITRE 4
L'électrocardiogramme (ECG)

4.1 Définition et contexte historique

L'électrocardiogramme (ECG) permet de détecter l'activité électrique du cœur qui est tracée, grâce à l'utilisation d'électrodes spéciaux placées sur des zones spécifiques de la poitrine.

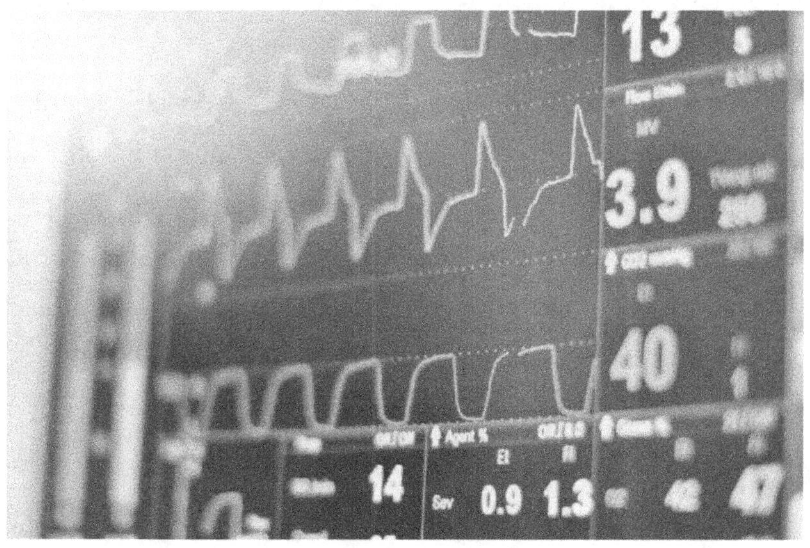

L'ECG est le diagnostic le plus répandu pour les arythmies cardiaques. Grâce à cette analyse, les anomalies du rythme ou de l'impulsion électrique générées sont identifiées. Il est important de préciser que l'ECG ne renseigne que sur l'activité électrique de notre cœur et non sur celle mécanique. L'ECG moderne a été introduit et perfectionné avec le nom actuel par Einthoven, et pour cette raison, il a reçu le prix Nobel de médecine en 1924. Cependant, la première découverte, préparatoire au développement de l'ECG, a eu lieu à la fin du XVIIIe siècle à Bologne quand le physiologiste italien Luigi Galvani fut le premier à observer la production de charges électriques dans les nerfs et les muscles de la grenouille. Seulement un siècle plus tard, ces observations ont été transférées aux humains, en découvrant que le cœur était capable de générer des impulsions électriques. Le premier à transformer graphiquement l'activité électrique cardiaque à travers un tracé rudimentaire a été Augustus Desirè Waller à l'hôpital St Mary de Paddington, à Londres. Mais ce n'est qu'en 1911, grâce à Willem Einthoven, que cet instrument devient un outil applicable à la réalité clinique. Einthoven ne se contente pas de développer et de peaufiner l'instrument, mais c'est aussi lui qui donnera vie à la nomenclature des ondes et des dérivées connues et utilisées aujourd'hui à l'échelle internationale.

4.2 Outils

L'instrument qui enregistre et trace le signal électrique du cœur s'appelle électrocardiographe et est composé d'un corps central qui enregistre le signal collecté par les électrodes placées sur la poitrine et est connecté par des câbles à un ordinateur et une imprimante. De nos jours, il existe de nombreux modèles plus ou moins automatisés et sophistiqués disponibles sur le marché.

Ces enregistrements électrocardiographiques sont tracés sur un papier millimétré spécifique. Le papier millimétré utilisé est un support fondamental pour l'ECG, apparemment simple, mais riche en informations et fonctionnalités :

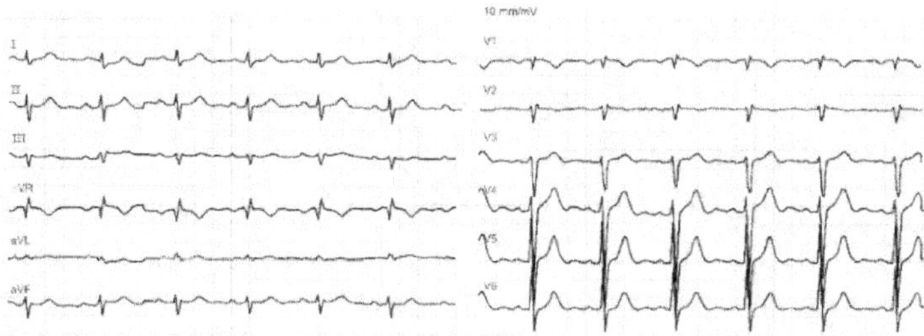

- les petits carrés mesurent 1x1 mm ;
- les grands carrés correspondent à 5 mm ;
- L'amplitude est mesurée sur l'axe vertical, qui es déterminé par la force du signal électrique, exprimée ensuite sous forme de tension en millivolts (mV). Chaque petit carré correspond à 0,1 mV (et donc, tous les 10 carrés de la taille d'un 1 cm, correspondent à 1 mV) ;

- La vitesse mesurée en millimètres par seconde (mm/sec) d'enregistrement est représentée sur l'axe horizontal. Chaque carré coïncide à environ 0,05 seconde ;
- La vitesse standard de défilement du papier est environ 25 mm/sec.

Ces valeurs représentent la norme la plus couramment utilisée en cardiologie. Cependant, ils peuvent être modifiés pour effectuer des évaluations plus approfondies ou dans des contextes cliniques spécifiques. Le papier millimétré est donc composé de nombreux carrés, puis regroupés en carrés de 5x5 qui forment une suite de carrés. Comme nous l'avons dit précédemment, un carré correspond à 0,05 seconde d'enregistrement de l'activité électrique.

Enfin, la ligne isométrique du tracé ECG est considéré comme l'événement neutre. En d'autres termes, tous les signes enregistrés dans la partie supérieure de la ligne sont attribuables à certains vecteurs proches de l'électrode. Au contraire, ce qui se trouve en dessous de la ligne isoélectrique identifie les vecteurs qui s'éloignent de l'électrode. Avant d'enregistrer le tracé EGC, il est toujours recommandé de faire au moins un calibrage sur l'électrocardiographe pour travailler avec des mesures correctes et conformes aux normes. La vitesse de glissement est généralement vérifiée et le calibrage est fait.

Ce dernier démarre avec un bouton dédié sur l'électrocardiographe à ce stade on peut voir une déflexion sur le tracé. L'amplitude de cette déflexion doit être égale à 1mV (donc égale à 1 cm, égale à dix petits carrés). Le signal généré par le calibrage doit toujours être présent sur un tracé ECG.

Le principe à la base de la mesure électrique du cœur se déroule de cette façon ; l'apparition d'impulsions électriques dans la zone myocardique génère des mouvements du potentiel, ceux-ci sont enregistrés à travers les électrodes.

Les liquides présents dans le corps permettent une plus grande conductivité qui est détectée par les électrodes en contact avec la peau. Si vous voulez comprendre le fonctionnement du cœur, son activité électrique ou s'il y a des altérations à étudier, le tracé s'avère être l'instrument de diagnostics plus appropriés.

L'aspect du tracé ECG est constant, on peut dire qu'il varie lorsqu'il y a des problèmes ou des altérations affectant le cœur. Sur le tracé, il est possible de voir des signes graphiques qui sont communément décrits comme des vagues, celles-ci peuvent avoir une valeur positive ou négative. Leur valeur est déterminée par la position, s'ils sont au-dessus de la ligne isoélectrique elles sont positives, au contraire si elles sont placés en dessous elles sont négatives. Leur alternance génère des figures simples ou complexes qui ont tendance à se répéter à chaque cycle du cœur.

4.3 Morphologie d'un ECG

Nous avons vu comment la contraction du muscle cardiaque donne lieu à des impulsions électriques définies comme dépolarisations, qui sont ensuite enregistrées par les électrodes en contact avec la peau. Pour assurer le bon succès de cet examen, il est important que la personne reste en position allongée et sans aucune tension, cela permet d'éviter la contraction des muscles squelettiques et de voir ainsi les contractions cardiaques.

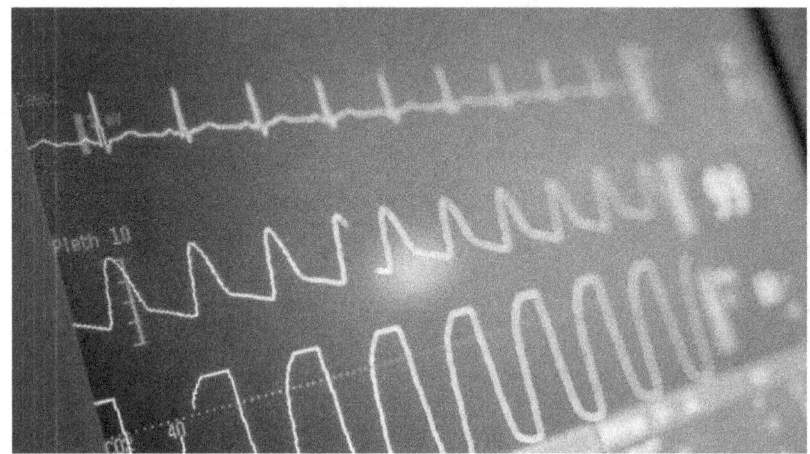

Les oreillettes ont une petite masse musculaire, ce qui entraîne de faibles contractions. Ceux-ci génèrent une onde sur le tracé appelée type P.

Les ventricules ont une masse musculaire plus importante, lorsque la contraction se produit une onde plus large se manifeste sur le tracé, , appelée complexe QRS. Lorsqu'il est à l'état de repos, il produit sur l'ECG ce qu'on appelle une onde T. Ensuite, toutes les phases du potentiel membranaire que nous avons vues dans le chapitre précédent sont enregistrées sur le tracé électrocardiographique :

- une première phase définie avec le terme de dépolarisation;
- une phase qui correspond à l'onde P visible sur le tracé ;

- une phase qui correspond au QRS visible sur le tracé ;
- une phase de repolarisation qui correspond au segment ST et à l'onde T sur le tracé électrocardiographique.

Les lettres utilisées dans l'observation du tracé "P, Q, R, S et T", n'ont pas de signification liée ayu moment de leur choix, car elles ont été choisies par hasard par Eindhoven lui-même. Les lettres « P, Q, R, S et T » peuvent être classées comme des ondes simples ; l'ensemble formé par les ondes « Q, R et S » constitue un complexe et l'intervalle, entre l'onde S et l'onde T, et est appelé segment ST.

Sur le tracé nous trouvons également la ligne isoélectrique, c'est une ligne droite sur laquelle, au cours de l de la mesure de l'activité électrique, des ondes sont produites au-dessus ou en dessous de la même ligne. Selon leur position, celles-ci auront un caractère positif ou négatif. Tout ce qui est enregistré au-dessus est positif et tout ce qui est enregistré en-dessous est négatif. Mais regardons de plus près les caractéristiques de la structure.

Onde P.

L'onde P est la première qui se produit car elle implique la période de dépolarisation qui précède la même contraction. Les oreillettes n'ont pas de contraction puissante et c'est la principale raison de la petite dimension de cette onde. La durée est de 0,05 à 0,11, la largeur est inférieure à 2,5 mm. La tension enregistrée varie de 0,01 à 0,04 mV.

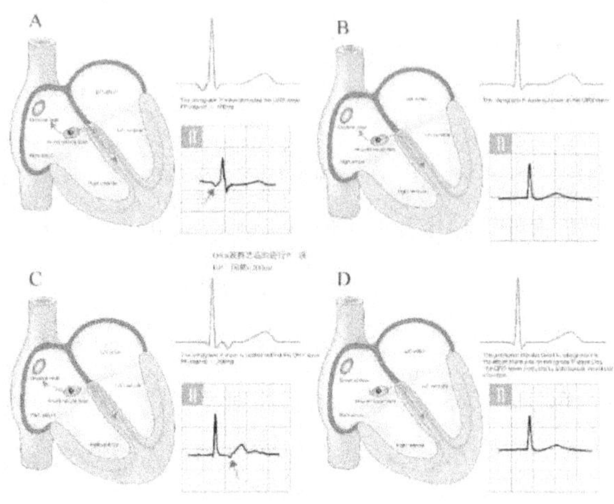

Mechanism of junctional retrograde P wave

The junctional impulse can retrograde into the atrium and produce retrograde P wave.
If it cannot retrograde into the atrium, no retrograde P wave will be produced.

Intervalle PQ

L'intervalle PQ (également appelé intervalle PR) est calculé à partir du début de l'onde P jusqu'à l'apparition du QRS. Fondamentalement, il représente le temps de propagation employé par l'onde, à partir des différents nœuds jusqu'au muscle auriculaire, pour boucler la circulation et ensuite recommencer.

Sa durée est comprise entre 0,11 et 0,20 et les variations dépendent largement de la fréquence cardiaque. La durée de l'intervalle implique l'exécution de l'ensemble du processus, si une durée trop courte est enregistrée, il pourrait y avoir des anomalies liées à la conduction qui part des oreillettes vers les ventricules.

Complexe QRS

Le complexe QRS est constitué de trois ondes et correspond, sur le tracé, à la phase de dépolarisation du cœur. D'un point de vue physiologique, il coïncide avec le moment où l'impulsion électrique arrive au nœud AV et, par la suite, se propage jusqu'aux fibres de Purkinje, en passant par His (faisceau) et par les branches droite et gauche.

- L'onde Q est de nature négative, ses dimensions sont petites ;
- l'onde R est caractérisée par un pic élevé de nature positive ;
- L'onde S est de nature négative et ses dimensions sont petites.

Elle est mesurée lorsque le QSR commence, jusqu'à la fin du point défini J. Il faut dire que toute anomalie au niveau de la conduction est susceptible de ralentir le QRS lui-même. En plus de la dépolarisation, le processus inverse se produit également, c'est-à-dire la repolarisation qui ramène les cellules à leur état initial. Cette onde de repolarisation n'est pas présente sur le tracé car elle est occultée par le processus QRS.

Section ST

Cet évènement se produit entre la fin du QRS et le début de l'onde T, il coïncide avec le point J, donc dans cette phase il n'est pas possible enregistrer l'activité électrique, l'oscillation maximale détectée, à la fois positive et négative est de 1 millimètre.

Onde T

Cette onde signale le début de la repolarisation au niveau ventriculaire, elle survient toujours après le QRS et conserve la même direction. S'il est inversé par rapport au complexe QRS, cela peut indiquer un problème.

Par exemple, une onde T négative avec un QRS positif est visible chez les patients qui ont eu une ischémie myocardique récente. Il y a un pic légèrement arrondi, de plus, il peut aussi avoir une très petite valeur. Sa tension est généralement d'environ 0,2-0,3 mV. Après l'onde T, il peut parfois y avoir l'onde U.

Onde U

C'est une onde encore peu connue et qui n'est pas toujours visible dans un tracé ECG. Elle a été associé à des troubles de la conduction et à des troubles électrolytiques provoquant des syndromes appelés hypo ou hyperkaliémie et hypo ou hypercalcémie.

Intervalle QT

Cet intervalle indique le temps entre le QRS et l'onde T. En d'autres termes, il décrit le processus de la systole électrique. Sa durée est sensiblement affectée par le rythme cardiaque.

Par conséquent, des fréquences cardiaques plus élevées correspondent à des durées d'intervalle QT plus faibles.

Il est donc nécessaire de fixer des limites de normalité qui sont obtenues en appliquant à la valeur absolue une correction sur la base de la fréquence cardiaque. Une formule mathématique spécifique appelée correction de Bazett est généralement utilisée pour effectuer cette correction. Cependant, dans des conditions physiologiques, les rythmes restent compris entre 0,35 et 0,47 seconde, avec des valeurs légèrement plus élevées pour les femmes par rapport aux hommes.

4.4 Enregistrement d'un ECG

Tous les signaux électriques dérivant de l'activité cardiaque sont enregistrés et collectés par 5 électrodes fixées à la surface du corps. Sur ces cinq électrodes, quatre sont placés sur chaque membre et un est fixé par des ventouses sur la poitrine sur des points spécifiques appelés : V, du numéro un au numéro 6, marqué comme suit : "V1, V2, V3, V4, V5, V6". L'électrocardiographe enregistre les signaux électriques collectés dans ces positions puis les reporte sur le tracé.

La position de chaque électrode est calculée grâce à un système d'axes qui permet à l'ECG d'enregistrer tous les potentiels de conduction de l'activité cardiaque. Ce système d'axes génère des points précis appelés dérivation.

Électrodes et fils

Chaque dérivation enregistre l'activité cardiaque d'un point de vue différent et produit donc une image électrocardiographique spécifique associée à ce point. Il ne faut pas se rappeler précisément quelles électrodes correspondent aux dérivations correspondantes, mais vous devez positionner correctement les électrodes. L'ECG, comme nous le verrons dans les chapitres suivants, est constitué d'images spécifiques et pour l'interprétation correcte du tracé, qui doit être examiné dans son ensemble, il est nécessaire que les électrodes soient positionnées aux bons endroits.

L'électrocardiogramme se compose de 12 dérivations qui enregistrent l'activité cardiaque en analysant douze points différents.

Les 12 dérivations sont divisées en :

- 6 dérivations au niveau périphérique des membres dont 3 unipolaires et 3 autres bipolaires 6 dérivations précordiales au niveau du thorax.

Les dérivations périphériques sont indiquées par les abréviations suivantes : DI, DII, DIII de nature bipolaire aVR, aVL et aVF de nature unipolaire. Ils enregistrent l'activité électrique au moyen d'électrodes placées sur les membres (bras et jambes) et sur la poitrine, il faut préciser que l'électrode positionnée sur la jambe gauche est neutre.

Les dérivations périphériques ont un code couleur international dans lequel chaque couleur correspond au point précis sur lequel l'électrode doit être appliquée. Les codes sont :

- Electrode rouge : à placer sur le bras droit
- Electrode jaune : à placer sur le bras à gauche
- Electrode noire : à placer sur la jambe droite
- Electrode verte : à placer sur la jambe gauche

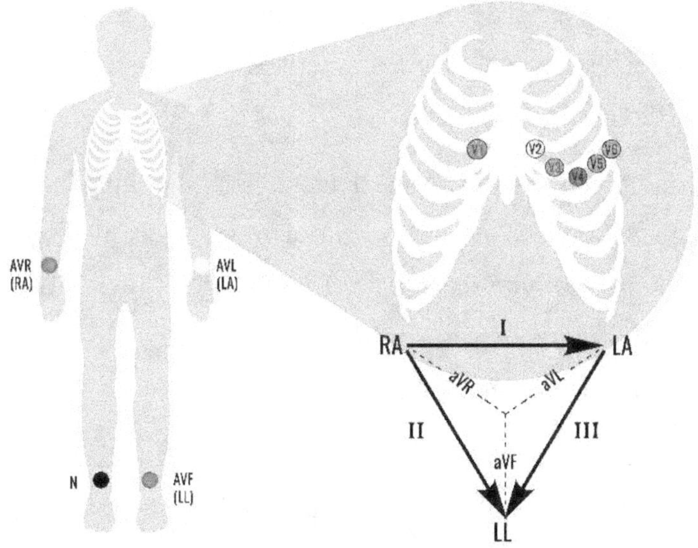

Les électrodes placées sur les bras et sur la jambe droite forment un triangle équilatéral appelé « triangle d'Einthoven » que nous verrons en détail prochainement. Ils sont placés sur les points DI, DII et DIII ainsi que les zones bipolaires périphériques où sont placées deux électrodes pour effectuer l'enregistrement.

Ces deux électrodes sont définies de la manière suivante :

• DI : bras droit négatif et bras gauche positif. Sur l'ECG dans des conditions physiologiques, il s'agit d'une dérivation positive caractérisée par une onde avec une déviation vers le haut ;

- DII : jambe gauche positive et bras droit positif. Sur l'ECG dans des conditions physiologiques, il s'agit d'une dérivation positive caractérisée par une onde avec une déviation vers le haut ;

- DIII : jambe gauche positive et bras gauche négative. Sur l'ECG dans des conditions physiologiques, il s'agit d'une dérivation positive caractérisée par une onde avec une déviation vers le haut.

Ces points "unipolaires" sont détectés avec les mêmes électrodes que celles utilisées pour les "bipolaires", mais ils explorent et enregistrent l'activité électrique de la poitrine jusqu'à à travers le triangle d'Einthoven. Ils sont définis comme unipolaires car ils utilisent une seule dérivation.

Ainsi, l'électrocardiographe enregistre l'activité électrique du cœur du bras droit, puis du bras gauche à la jambe gauche, on les appelle ; aVR, aVL, aVF dans ce cas la lettre "a" indique "augmenté", c'est-à-dire que tous les signaux électriques enregistrés sont amplifiés ; V indique la tension, tandis que les lettres R, L et F indiquent les membres auxquels les électrodes sont connectées (respectivement bras droit, bras gauche et jambe gauche).

L'électrode positive que l'on place sur le membre est aussi appelée avec l'expression « exploratrice », les deux autres ayant un pôle négatif sont dites « indifférentes ».

En résumant :

- aVR : électrode exploratrice connectée au bras droit et électrode indifférente connectée au bras et à la jambe gauches ;
- aVL : électrode exploratrice connectée au bras gauche et électrode indifférente connectée au bras droit et à la jambe gauche ;
- aVF : électrode exploratrice connectée à la jambe gauche et électrode indifférente connectée au bras droit et gauche.

Dans un ECG commun dans des conditions physiologiques normales, les dérivations aVL et aVF sont positives, donc avec déviation vers le haut. La dérivation aVR est négative (avec une onde avec déviation vers le bas, cela s'explique par le fait que l'enregistrement se fait dans le sens inverse du sens de circulation du courant qui parcourt le cœur dans ses fonctions.

Les dérivations précordiales, en revanche, sont indiquées comme suit :

"V1, V2, V3, V4, V5 et V6". Pour effectuer ces enregistrements, des électrodes au niveau de la poitrine avec des ventouses spéciales sont utilisées. Quant aux dérivations des membres, ici aussi nous avons le pôle positif. Plus précisément, les points ;

- V1 et V2 sont situés près du septum interventriculaire ;
- V3, V4, V5 et V6 sont situés près du ventricule gauche.

Les points V1 et V2 sont majoritairement négatifs car ils sont situés près de la base du cœur, précisément dans le sens du courant électronégatif pendant presque toute la phase de dépolarisation. Contrairement, les dérivations de gauche V5 et V6 sont positives car les électrodes sont positionnées à proximité de l'apex cardiaque qui, lors de la repolarisation, est traversé par l'onde de courant électropositive. Les points précordiaux ont également un code précis internationalement reconnu qui est associé une couleur ;

- V1 : rouge, positionné en correspondance du quatrième espace intercostal à droite ;
- V2 : jaune, positionné au quatrième espace intercostal à gauche ;
- V3 : vert, positionné dans l'espace entre V2 et V4 ;
- V4 : brune, positionnée en correspondance du cinquième espace intercostal ;
- V5 : noir, positionné au cinquième espace intercostal à gauche ;
- V6 : violet, positionné au cinquième espace intercostal à gauche.

Le triangle d'Einthoven

La position des électrodes sur les bras et une jambe forme ce qu'on appelle communément : le triangle d'Einthoven

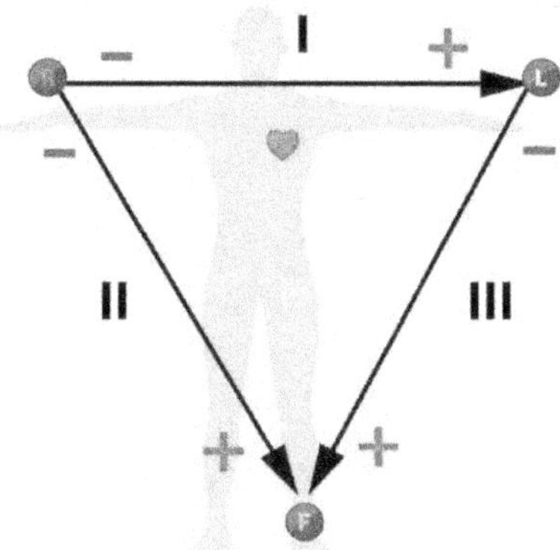

Le triangle a une forme équilatérale, Einthoven lui-même a déclaré que le cœur était situé en plein centre d'un champ électrique produit par le cœur lui-même. Pour cette raison, le cœur représente le point central de ce triangle.

La loi d'Einthoven affirme que la somme de ces points est égale à tout moment et par conséquent une électrode positive doit être utilisée. Le négatif électrique qui dérive des autres dérivations : "DI, DII et DIII" d'une somme égale à zéro. Ces dérivations sont également définies comme « augmentées » car en leur amplitude est augmentée de 50 % par rapport à celles des membres afin de pouvoir mieux les lire. Dans ces dérivations, l'activité cardiaque est enregistrée sur le plan frontal.

En particulier ;

- aVR n'indique pas de signes particuliers
- aVL enregistre l'activité électrique qui correspond à la paroi latérale

- aVF enregistre l'activité électrique qui correspond à la paroi inférieure.

CHAPITRE 5
Comment lire un ECG

ÉLECTROCARDIOGRAMME NORMAL

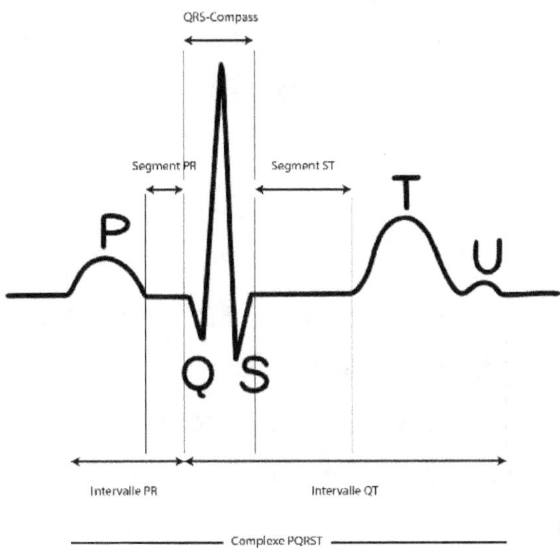

Une fois qu'un ECG a été effectué, nous devons nous mettre en mesure de pouvoir lire le tracé enregistré. Pour ce faire, nous devons nous rappeler qu'une bonne lecture ne se limite pas à évaluer et à reconnaître chaque structure du tracé, mais ce qui compte le plus, c'est la capacité de donner une évaluation dans l'ensemble du tracé lui-même.

Cependant, cela ne signifie pas que la lecture se prête à des interprétations individuelles et subjectives, cela signifie appliquer une méthode de lecture qui, à partir de chaque détail, nous conduit ensuite à une interprétation intégrée et unitaire. Il existe un protocole clair et assez standard des principaux points et évaluations à faire pour la lecture d'un ECG. Et précisément, il faut considérer : la fréquence et le rythme, l'axe cardiaque, les ondes P et Q, les intervalles, le complexe QRS et ST. Voyons chaque composant dans le détail.

5.1 Fréquence et rythme

La fréquence du cœur humain est comprise entre 60 et 90/100 battements par minute, également appelée bpm. Lorsque le seuil des cent battements par minute est dépassé, on commence à parler de tachycardie, sinon une valeur inférieure à soixante implique une bradycardie (nous verrons les altérations de rythme et de fréquence en détail).

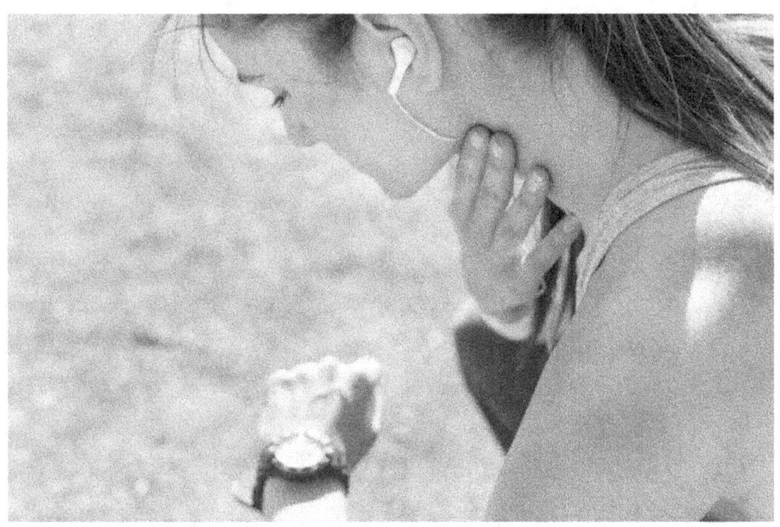

Pour calculer la fréquence cardiaque, il suffit, si vous n'êtes pas trop familiarisé avec les paramètres du papier millimétré du tracé, d'utiliser une simple règle et de mesurer les dimensions des carrés par rapport aux structures enregistrées. En l'absence de règle, nous pouvons appliquer ce qu'on appelle la méthode RR. C'est un processus simple mais précis qui ne peut être appliqué qu'à des rythmes réguliers.

On commence par prendre le QRS comme référence à partir d'une onde R qui a une ligne plus marquée sur le tracé. Si l'onde R du complexe QRS successif se trouve sur la première ligne sombre (les cinq premiers carrés), gardez à l'esprit que la fréquence s'établira à 300 bpm. Si, cependant, l'onde R du QRS est positionnée sur la deuxième ligne sombre (environ 10 carrés), la fréquence sera d'environ 150 bpm. L'analyse peut se poursuivre en observant la même méthode de détection. En pratique, la séquence numérique qui part de 300 et atteint 50 est considérée comme fréquence (ce sont les intervalles : 300, 150, 100, 75, 60 et 50) et correspond à chaque ligne après la première (chaque ligne occupe environ cinq carrés).

Une autre méthode consiste à compter les QRS en maintenant un intervalle d'environ six secondes, puis en multipliant le résultat par dix. Cette dernière méthode doit être considérer comme valable uniquement lorsque le rythme cardiaque est régulier et ne présente pas d'anomalies particulières.

Pour les rythmes irréguliers, il faut toujours compter soixante secondes. Une méthode un peu plus technique consiste à diviser le nombre obtenu, dans notre cas 300 par le nombre des blocs les plus gros. Ce qui nous intéresse est le nombre 300 qui correspond à une minute sur le tracé. Pour finir, ce qui nous intéresse c'est d'établir si la fréquence est lente, ci elle est rapide ou ci elle est normale, c'est-à-dire si nous sommes devant un ECG d'une personne bradycardique, tachycardique ou normale. L'étape suivante consiste à déterminer la régularité du rythme. Un fréquencemètre peut être utilisé à cette fin, ou bien conter les espaces entre les QSR ou mesurer distance entre les ondes r.

L'activité cardiaque est généralement considérée rythmique lorsque l'intervalle entre les deux ondes R est régulier. Une feuille de papier peut être utilisée en marquant avec un crayon le point exact où se trouvent les ondes, en vérifiant si les suivantes se trouvent aux mêmes endroits que les précédentes. Le rythme physiologique est appelé sinusale.

L'impulsion électrique générée par le cœur provient du nœud « sinus auriculaire » avec une fréquence allant de 60 à 100 battements par minute. Le QRS lorsqu'il est précédé de l'onde p est défini comme "normal". Cela dit, je pense qu'il convient de souligner que toutes les arythmies n'ont pas le même comportement, il y a aussi celles qui ont un rythme constant, comme dans le flutter auriculaire.

5.2 Axe électrique cardiaque

L'axe électrique du cœur est la direction des forces électriques du cœur. Cette activité électrique est représentée par un vecteur. L'axe médian du cœur est représenté par la somme des vecteurs qui font partie du cycle cardiaque.

Comme une grande partie de l'activité électrique cardiaque est représentée par le QRS produit par la dépolarisation, il est donc possible de définir l'axe électrique médian en observant ce segment spécifique.

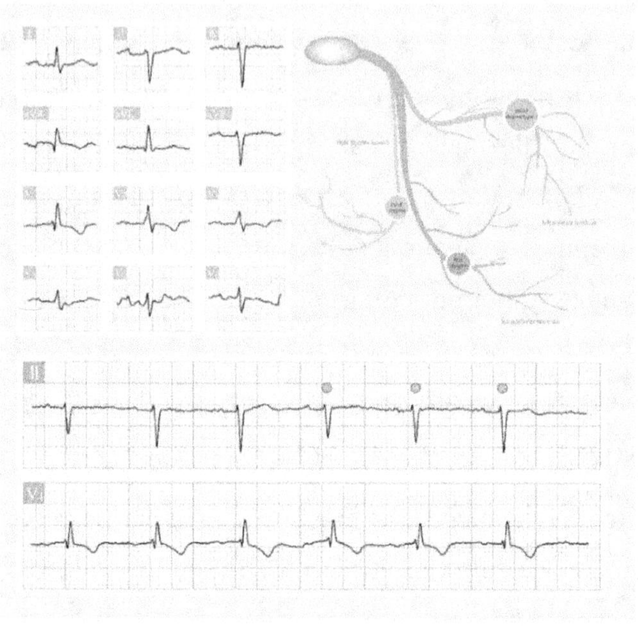

Third degree right bundle branch block, Second degree type I left anterior fascicular block and first degree left posterior fascicular block

Une autre méthode, également approximative, consiste à prendre comme référence le pic de l'onde R. Pour mieux décrire l'axe électrique du cœur, il est nécessaire de l'observer dans les trois dimensions X, Y et Z. Ce processus est effectué en utilisant les 12 fils standard.

Comme nous l'avons dit précédemment, une façon de définir l'axe électrique médian est représentée par la définition de l'onde R, la première dérivation et la troisième.

Pour y parvenir, il est nécessaire de tracer l'angle droit en partant de l'axe de la dérivation. Ensuite, nous devons déterminer le point où l'intersection a lieu. Et enfin, vous pouvez dessiner un vecteur qui représente le point 0 où l'intersection coïncide.

La direction de ce vecteur fournira une approximation de l'axe électrique médian de notre cœur. La longueur de celui-ci se rapprochera du potentiel. Une autre méthode un peu plus précise pour effectuer ce calcul, consiste à additionner les potentiels QRS d'une dérivation, au lieu d'utiliser uniquement l'amplitude de l'onde R, la partie finale de la procédure ne subit aucune variation.

Il est important de garder à l'esprit que notre corps ne peut pas être considéré comme un conducteur parfait, notamment du fait que les électrodes n'adhèrent pas toujours parfaitement à la peau. Par conséquent, les valeurs de l'électrocardiogramme doivent être considérées comme une approximation de la véritable activité électrique du cœur.

L'examen de l'axe cardiaque représente donc l'une des étapes les plus importantes concernant les tracés du cœur, car il nous renseigne sur les rotations possibles du cœur dans la cavité thoracique, qui peuvent être importantes si elles sont liées à l'âge et à la constitution de la personne et sur d'éventuels dysfonctionnements pouvant signifier la présence de multiples maladies comme le bloc de branche droite, le bloc de branche gauche, l'e bloc fasciculaire antérieur gauche ou l'infarctus du myocarde (nous verrons plus loin les syndromes liés aux anomalies du rythme).

Pour mieux comprendre en quoi consiste l'axe cardiaque, il faut représenter les dérivations ECG comme des axes situés sur un même plan frontal, au centre duquel se situe le cœur dans un repère hexa-axial. Pour chaque axe, des degrés de 0 à 180 avec un signe positif dans la moitié inférieure et négatif dans la moitié supérieure.

On peut indiquer les directions des axes du cœur avec des traits pleins, tandis que l'on peut utiliser des traits pointillés pour indiquer les axes obtenus avec l'inversion des électrodes.

Pour calculer la direction approximative de l'axe électrique, nous pouvons considérer la dérivation qui a la plus grande déviation positive de l'onde R. En d'autres termes, pour calculer l'axe cardiaque, nous devons prendre en compte, dans le tracé, la dérivation dans laquelle notre QRS se produit comme isoélectrique, c'est-à-dire lorsque les parties positive et négative sont similaires. L'axe du cœur sera donc dans une position perpendiculaire à cette dérivation.

L'axe cardiaque dans des conditions physiologiques normales est compris entre 0 et 90. Lorsqu'il se déplace vers la droite, avec des valeurs supérieures à 90, on est dans une condition de « déviation axiale droite », que l'on retrouve par exemple dans l'hypertrophie ventriculaire droite. Lorsque l'axe cardiaque se déplace vers la gauche, on parle plutôt de déviation axiale gauche. L'axe prend des valeurs négatives allant de 0 à - 90.

D'un point de vue physiologique, l'axe du cœur représente la direction vectorielle de la dépolarisation impliquant le cœur. Mais cela a aussi une signification clinique, en effet, certains syndromes ont un signal électrique spécifique, cela permet une reconnaissance simple même en partant uniquement du tracé pour ensuite procéder à des examens plus approfondis.

L'axe électrique dans de telles conditions couvre une échelle de valeurs entre −30° et + 90°. La procédure la plus utilisée et également considérée comme la plus intuitive pour indiquer l'axe électrique du cœur est d'observer le QRS dans deux dérivations, le DI et l'aVF et de vérifier les conformations suivantes :

- QRS positif (donc avec déviation vers le haut) en DI et aVF équivaut à un axe normal ;
- QRS positif en DI et négatif (donc avec déviation vers le haut) en aVF indique un axe à gauche et donc pathologique;
- QRS négatif en DI et positif en aVF équivaut à un axe à droite qui est également pathologique ;
- QRS négatif en DI et aVF indique un axe dévié très loin vers la droite, hautement pathologique.

5.3 Onde P

Cette onde est la première du cycle cardiaque et représente à la fois la contraction électrique et mécanique du cœur, due à la dépolarisation. Comme nous l'avons dit, les deux phénomènes ne sont pas simultanés, l'onde de dépolarisation électrique précède de quelques millisecondes le phénomène de contraction mécanique. C'est une onde positive, de petite taille et de forme arrondie, qui précède toujours le complexe QRS.

Au cours de la lecture d'un ECG, le premier aspect à vérifier est que l'onde P soit présente dans les dérivations dirigées vers le vecteur électrique correspondant, donc D2, V1, V2. Si l'onde P est présente, on vérifie toujours :

1. sa forme et sa polarité
2. qu'elle précède le QRS
3. sa fréquence

Si un seul de ces paramètres venait à être modifié, nous pourrions être confrontés à un état pathologique. Les situations les plus courantes surviennent lorsque :

- l'onde P est présente, mais la fréquence est différente de celle du QRS. Dans ce cas, il peut y avoir des blocs auriculo-ventriculaires, voire une dissociation auriculo-ventriculaire ;

- Si la forme ou la polarité est étrange ou change brusquement, cela pourrait indiquer un syndrome de dilatation auriculaire ;

- Si l'onde P est inversée, il faut d'abord évaluer si elle est rétro-conductrice et reflète donc un éventuel rythme jonctionnel ou si elle est biphasique.

- Si l'onde P est absente, ou irrégulière et chaotique, cela peut faire suspecter une fibrillation auriculaire ou un rythme d'échappement jonctionnel. Il peut également arriver que l'onde P soit remplacée par un autre type d'onde connue sous le nom d'onde F. Cela pourrait être le signal d'un flutter auriculaire.

Dans l'une des conditions décrites ci-dessus, il est conseillé d'alerter votre cardiologue de confiance et de ne pas s'auto-diagnostiquer.

5.4 Intervalle PQ

Cet intervalle est calculé du début de l'onde P au début du QRS et indique le temps de conduction qui est généré dans le cœur, c'est-à-dire le temps employé par l'onde de dépolarisation pour se propager du nœud SA au faisceau His, passant par le nœud AV pour commencer la dépolarisation ventriculaire. La donnée importante à évaluer dans cette structure est sa durée, qui doit être comprise entre 3 et 5 mm, c'est-à-dire entre 0,12 et 0,2 ms. On que l'on peut observer :

- la durée globale de l'intervalle PQ est de 3 à 5 mm, donc de 3 à 5 carrés. Dans ce cas il faut aussi évaluer la morphologie de cette ligne
- car un intervalle inférieur être le signe de certaines pathologies telles que la péricardite ou la crise cardiaque.
- si la durée de l'intervalle PQ était supérieure à 5 mm, dans ce cas il pourrait s'agir d'un signal d'alarme pour un bloc auriculo-ventriculaire.
- si la durée de l'intervalle PQ est inférieure à 3 mm, dans ce cas l'onde delta est présente dans l'intervalle ce qui peut indiquer une tachycardie.

5.5 Complexe QRS

Cet ensemble de trois ondes correspond à la phase de dépolarisation du ventricule cardiaque et correspond au moment où l'impulsion électrique arrive au nœud AV et, par la suite, se propage jusqu'aux fibres de Purkinje, en passant par le faisceau de His, les faisant Contrat. Les trois ondes Q, R et S représentent des macro-vecteurs ventriculaires, avec respectivement des rythmes négatifs, positifs et négatifs.

Les trois ondes peuvent ne pas être visibles dans certaines dérivations et, dans ce cas, le complexe est indiqué uniquement avec des ondes visibles, par exemple RS, QR ou autre. Le premier aspect qui faut considérer dans le QRS est tout d'abord son arc qui doit être compris entre 0,8 et 0,1 ms, c'est-à-dire entre 2 et 2,5 mm. Lorsque la durée est dans ces limites, on peut dire que l'impulsion électrique est partie des membres. Une fois la durée vérifiée, on passe à la vérification morphologique à la fois du complexe dans son ensemble et des ondes individuelles qui le composent. Dans ce cas on peut avoir :

Un complexe QRS étroit avec des ondes rapprochées, indicatif d'une impulsion sinusale ou supraventriculaire ;

- un QRS large avec des ondes distantes, est indicatif d'un foyer ventriculaire ;
- une onde Q avec une profondeur supérieure à 3 mm indique un infarctus du myocarde en cours ;

- une onde R d'une hauteur supérieure à 10 mm ou inférieure à 5 mm indique des conditions pathologiques liées à l'altération du courant électrique cardiaque à la fois en termes de diminution et d'augmentation, comme dans le cas de l'hypertrophie ventriculaire qui détermine des ondes R élevées, étant donné que le cœur a besoin d'un courant électrique plus élevé pour se dépolariser correctement.

5.6 Section ST

Le segment ST indique la partie du tracé qui commence vers la fin du QRS (en considérant l'onde S ou la dernière visible) et le début de l'onde T. Il coïncide avec l'instant où les cellules ventriculaires sont toutes dépolarisées et il n'est donc pas possible d'enregistrer les mouvements électriques. Pour le mesurer, il suffit de tracer la ligne isoélectrique sur le tracé à l'aide d'une règle et d'un crayon puis de vérifier les dimensions. La ligne ST peut être :

- normale, lorsque la ligne ST coïncide avec la ligne isoélectrique. Dans ce cas, il faut garder à l'esprit que l'absence de signal électrique n'élimine pas les pathologies existantes, elle nous indique simplement que celles-ci ne sont pas visibles dans cet examen, il est toujours recommandé d'effectuer des tests plus approfondis lorsque des symptômes particuliers sont ressentis ;
- altéré si elle est supérieure à 2 mm : en fonction que cette altération se situe au-dessus ou en dessous de la ligne isométrique, nous sommes confrontés à deux situations

cliniques différentes, toutes deux pathologiques. Un segment ST élevé pourrait indiquer une lésion de stade précoce typique d'un épisode d'infarctus aigu du myocarde. Une déviation du segment ST est présente plutôt en cas d'ischémie. Des altérations du système calcique ou potassique peuvent à leur tour modifier la morphologie du segment ST.

5.7 T onde

L'onde T apparaît comme une petite onde symétrique, qui dans des conditions physiologiques est positionnée au-dessus de la ligne isoélectrique et qui suit le complexe QRS. Elle représente l'onde de repolarisation des ventricules. Il est important d'évaluer, en plus de la morphologie, surtout sa polarité qui ne doit jamais être inversée par rapport au complexe QRS.

Si au cours d'un examen elle est négative dans toutes les dérivations ou dans la plupart d'entre elles, alors qu'elle était positive lors d'un examen précédent, on pourrait se retrouver devant des signes prémonitoires d'ischémie, surtout si cette analyse s'accompagne de douleurs thoraciques.

5.8 Intervalle QT

L'intervalle PQ est calculé du début de l'onde P au début du complexe QRS et représente le temps entre la dépolarisation et la repolarisation du cœur. En d'autres termes, il représente la systole électrique. Sa durée est fortement influencée par la fréquence cardiaque de manière inversement proportionnelle. Elle doit donc être évaluée en fonction de la fréquence et précisément : plus la fréquence cardiaque est élevée, plus l'intervalle QT sera faible.

Cependant, il est possible d'effectuer une première analyse préliminaire en analysant l'intervalle entre deux ondes R-R. Si l'intervalle QT est inférieur à la moitié de l'intervalle RR, alors nous sommes confrontés à une valeur QT physiologique.

Un intervalle QT prolongé peut indiquer un état de toxicité fréquemment lié à la prise de médicaments neuroleptiques. De plus, elle prédispose au risque d'arythmies cardiaques importantes, telles que des tachycardies ventriculaires, du fait de l'augmentation de la période réfractaire relative.

CHAPITRE 6
Altérations de rythme

Nous avons vu comment une exécution correcte d'un ECG peut nous fournir une grande quantité d'informations sur l'activité électrique du cœur, aussi bien dans des conditions physiologiques qu'en présence de dysfonctionnements plus ou moins légers, pouvant donner lieu à de graves pathologies affectant le système cardiaque.

Le domaine dans lequel l'ECG est le mieux adapté est sans aucun doute celui des arythmies. L'arythmie est définie comme tout type de rythme qui ne peut pas être classé comme sinusal. Cela signifie que l'impulsion électrique cardiaque et donc l'onde de dépolarisation qui en résulte ne part pas du nœud sino-auriculaire (nœud SA). L'arythmie qui se forme dot son nom a la structure cardiaque dans laquelle elle a origine.

Le domaine de l'arithmologie est assez vaste, dans les paragraphes et chapitres suivants nous essaierons seulement de fournir les principaux éléments préliminaires sur le sujet, laissant à chacun d'entre vous la liberté d'approfondir.

En ce qui concerne les arythmies, il faut commencer par une première et grande distinction entre les bradyarythmies (ou bradycardies) et les tachyarythmies (ou tachycardies). Dans le groupe des bradyarythmies, dont le préfixe « brady » signifie lent, on peut inclure tout rythme, y compris celui sinusal, dont la fréquence ventriculaire moyenne est inférieure à soixante battements par minute.

Le groupe des tachyarythmies, en revanche, avec le préfixe « tachy », c'est-à-dire rapide, comprend tout rythme, y compris celui sinusal, dont la fréquence cardiaque est supérieure à cent battements per minute. Lors de l'évaluation du rythme cardiaque en présence d'arythmies, il est essentiel de se concentrer d'abord sur la lecture correcte du tracé ECG, en évaluant les caractéristiques de l'onde P et sa relation avec le complexe QRS.

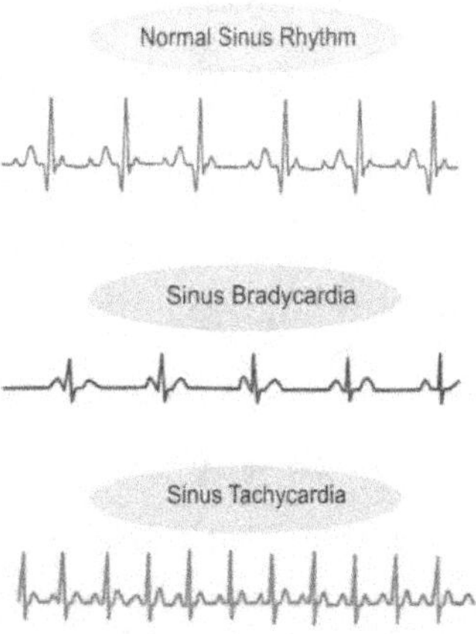

6.1 Bradyarythmies (ou bradycardies)

En général, on peut dire que les bradyarythmies se produisent en raison d'un dysfonctionnement de l'unité de contrôle qui régule la fréquence cardiaque, et qui entraîne un ralentissement du rythme ou un manque d'accélération dans des situations où un plus grand apport d'oxygène est nécessaire, comme pendant l'activité physique.

Les bradyarythmies peuvent avoir plusieurs causes. L'événement le plus fréquemment enregistré est le vieillissement physiopathologique du système de conduction cardiaque. De cette façon, la pathologie se développe de manière progressive. Pour cette raison, il est recommandé d'effectuer un ECG périodique après un certain âge, afin de pouvoir prendre des contre-mesures à l'avance, avant que les événements que nous avons décrits précédemment, liés à la dégradation physiologique, ne se produisent. Dans d'autres cas, au contraire, la bradyarythmie est un symptôme spécifique à lier à une pathologie organique sous-jacente, telle qu'un infarctus aigu du myocarde, une maladie du muscle cardiaque ou un problème mécanique, tel qu'un dysfonctionnement d'une ou plusieurs valves cardiaques. Dans ces cas, la bradyarythmie se manifeste sévèrement et brutalement, provoquant des évanouissements ou bien, dans des cas moins fréquents, une autre arythmie peut être déclenchée, conduisant à la mort subite.

Par conséquent, des symptômes tels que la fatigue ou l'épuisement doivent servir de signal d'alarme pour consulter un cardiologue et faire une visite. En cas d'évanouissement soudain, vous devez vous rendre immédiatement aux urgences. Analysons maintenant individuellement les bradyarythmies les plus importantes.

6.1.1 Bradycardie sinusale

Elle représente l'arythmie bradycardique de base et se caractérise uniquement par une diminution de la fréquence cardiaque avec un rythme inférieur à 60 battements par minute.

Activité électrique : présente

- Fréquence : 60 bpm
- Rythme : intervalles R-R réguliers
- Onde P : présente, avec un aspect régulier tout au long du trajet. Elle est toujours suivie du QRS
- Complexe QRS : avec un aspect normal et un rythme régulier ; suit toujours l'onde P.
- Intervalle QT : 0,04 - 0,08 seconde.
- Onde T : positive et consécutive à chaque QRS
- Segment ST : 20 secondes

6.1.2 Blocs auriculo-ventriculaires

Les blocs auriculo-ventriculaires sont des troubles de la conduction cardiaque, ils naissent entre l'oreillette et le ventricule, là où se trouve le nœud auriculo-ventriculaire, étant donné que l'impulsion n'atteint pas les ventricules cette anomalie est signalée.

La présence du pacemaker garantit toujours la contraction de ces ventricules, même si celle-ci se produit à un rythme plus lent, également en cas d'interruption. Dans le graphique, ce temps de conduction est mesuré en fonction du temps qu'il faut à l'onde P pour atteindre le QRS. Il est généralement évalué dans la dérivation DII.

Il faut garder à l'esprit que, comme nous l'avons déjà dit précédemment, la durée globale de cet intervalle varie à un niveau physiologique entre 0,12 et 0,20 seconde et qu'elle est étroitement liée à la fréquence cardiaque elle-même. Les blocs auriculo-ventriculaires sont généralement divisés en trois groupes : degré I, II et III.

Bloc auriculo-ventriculaire du 1er degré

Ce bloc se caractérise par une augmentation du temps de conduction, qui dans le schéma se traduit par l'allongement de l'intervalle PQ qui devient supérieur à 0,20 seconde. Il n'est généralement associé à aucun symptôme et se résout ou se stabilise spontanément sans aucune action spécifique.

Activité électrique : présente

- Fréquence : normale, mais pourrait être ralentie
- Rythme : régulier

- Onde P : présente pour chaque QRS, avec un aspect constant

- Complexe QRS : aspect normal et rythme régulier ; chacun d'eux suit toujours une onde P

- Intervalle PR : prolongé pendant plus de 0,2 seconde

- Onde T : positive et consécutive à chaque QRS

Bloc auriculo-ventriculaire de grade II

Contrairement au bloc du premier degré où il y a un retard par rapport au temps de conduction AV, dans le bloc de deuxième degré, de nombreuses impulsions provenant du nœud sino-auriculaire n'atteignent pas du tout les ventricules.

Cela peut être une situation assez dangereuse car le bloc partiel pourrait évoluer vers un arrêt cardiaque. Il survient souvent en association avec une maladie cardiaque antérieure et lors d'un infarctus aigu du myocarde. Selon la gravité, il est classé comme Mobiz I et Mobiz II. D'un point de vue de ECG, il se caractérise par l'allongement progressif du tracé PQ jusqu'à l'absence du QRS en raison du retard croissant des impulsions.

Activité électrique : présente

- Fréquence : normale

- Rythme : il peut être à la fois irrégulier et régulier

- Onde P : certaines ondes P ne sont pas accompagnées de QRS. On estime qu'il existe une relation de 3 ou 4 ondes P pour chaque QRS

- Intervalle PR : dans Mobitz I, il est variable car il s'étend généralement jusqu'à ce que l'impulsion atteigne le ventricule, dans Mobtiz II, il est constant, mais certaines des impulsions de l'onde P ne sont pas transportées
- Complexe QRS : aspect normal, mais moins présent dans le tracé
- Onde T : normale

Bloc auriculo-ventriculaire de grade III

Dans ce type de bloc la communication entre le nœud et le faisceau de His est interrompue régulièrement, un arrêt se produit au niveau des impulsions qui ne font pas contracter les ventricules.

Lorsque cette condition se produit, un arrêt cardiaque se produit, mais heureusement les parties du système de conduction conservent leur autonomie au niveau de la décharge, pour cette raison après l'arrêt, dans une zone du système, il y a des impulsions qui agissent comme un pacemaker afin de faire contracter à nouveau les ventricules. Cette situation lorsqu'elle survient est assez grave et peut donner lieu à des ischémies.

Du point de vue du tracé ECG, il n'y aura plus de corrélation entre les ondes P et le QRS, qui suivront chacun des temps et des fréquences différents. Alors que les premiers maintiennent un rythme normal, les QRS n'atteignent pas 30 bpm, provoquant une contraction non synchronisée des oreillettes et des ventricules. Dans ces cas, une syncope ou une lipothymie peuvent être générées, ce qui nécessite l'intervention urgente d'une implantation d'un pacemaker.

Activité électrique : présente

- Fréquence : La fréquence atriale est indépendante de la fréquence ventriculaire. Habituellement, celle-ci est très lente.

- Rythme : les deux rythmes de l'onde P et du QRS n'ont aucun rapport l'un avec l'autre, bien que chaque rythme pris indépendamment puisse être régulier.

- Onde P : présente, mais sans lien constant avec le QRS

- Intervalle PR : non mesurable

- Complexe QRS : il dépend du mécanisme présent. Il peut être normal si le mécanisme est auriculo-ventriculaire, ou caractérisé par des fréquences plus faibles si le mécanisme d'échappement est ventriculaire

- Onde T : normale

6.1.3 Blocs de branchement

Ce bloc est une anomalie du système de conduction électrique du cœur, dans lequel les deux branches du faisceau de Hiss sont incapables de transmettre l'impulsion aux ventricules. Dans des conditions normales, les deux branches conduisent l'impulsion en même temps, jusqu'à ce qu'elle atteigne les fibres de Purkinje, en la distribuant aux ventricules.

Lorsque l'une des deux branches a un retard ou est bloquée, l'impulsion est capable de générer la contraction d'un seul ventricule, seulement plus tard elle peut se propager à l'autre, à travers le sinus interventriculaire. Ce processus génère un déséquilibre dans la dépolarisation des ventricules, qui peut être vu dans le tracé. Le délai d'activation par rapport à l'autre, produit une onde R à deux pointes appelée "oreilles de lapin".

Lorsque cet événement se produit dans les dérivations V1 et V2, on parle de bloc de branche droite ; s'il se produit dans les dérivations V5 et V6, il est appelé bloc de branche gauche, si il se produit dans les dérivations V3 et V4, il est appelé bloc de branche inter fasciculaire.

Bloc de branche droite

Il se produit lorsqu'il y a un retard dans la conduction du potentiel d'action sur toute la longueur de la branche droite. On assiste a une dépolarisation plus rapide du ventricule gauche par rapport à celui de droite, le vecteur de dépolarisation se déplace de gauche à droite.

Un bloc de branche droit présent chez une personne souffrant d'une maladie cardiaque structurelle, suggère un stade avancé de la maladie qui peut, avec le temps, également impliquer les artères coronaires. Elle peut également être associée à des pathologies importantes affectant le ventricule droit, comme par exemple l'hypertension pulmonaire, l'embolie pulmonaire et les cardiopathies ischémiques.

Sur le tracé ECG, il apparait clairement dans la dérivation V1 avec un complexe d'amplitude QRS supérieur ou égal à 0,12 seconde avec une onde R secondaire. L'abaissement du segment ST et l'inversion de l'onde T peuvent être observés sur le tracé.

Bloc de branche gauche

De la même façon que pour le bloc de branche droite, celui de gauche se produit lorsqu'il y a un retard de conduction le long de la branche gauche. Dans ce cas, la dépolarisation du ventricule situé à droite se produira plus rapidement que celle de gauche, le vecteur de dépolarisation sera dirigé par le ventricule droit vers le ventricule gauche. Ce bloc a tendance à apparaître chez les personnes atteintes d'une maladie cardiaque et entraîne également une réduction de l'espérance de vie.

Le tracé ECG a les mêmes caractéristiques que le bloc de branche droit, mais mis en évidence sur les dérivations V5 et V6.

- Activité électrique : présente
- Fréquence : normale
- Rythme : régulier
- Onde P : présente et liée au complexe QRS
- Intervalle PR : normale
- Complexe QRS : a une forme allongée avec une onde R à deux pointes
- Onde T : peut être inversée

6.1.4 PEA : activité électrique sans pouls

Il s'agit d'une condition extrêmement grave qui survient lorsque le pouls et la fréquence cardiaque ne sont pas efficaces, bien qu'il soit possible de voir une activité électrique dans le tracé. En effet, la personne est en état d'arrêt cardiaque mais l'ECG apparaît malgré le problème normal. Dans ces cas, un traitement d'urgence de réanimation cardio-pulmonaire est nécessaire.

6.1.5 Asystolie

Dans l'asystolie, le pouls et le débit cardiaque sont absents. Il n'y a pas d'activité électrique sur le tracé ECG. Comme dans le cas précédent, un traitement d'urgence de réanimation cardio-pulmonaire est nécessaire.

6.1.6 Arrêt sinusal

En cas d'arrêt sinusal, l'activité du nœud sino-auriculaire fonctionne par intermittence. Certaines des impulsions du nœud sino-auriculaire ne transmettent plus pendant quelques secondes, générant ce que l'on appelle cliniquement une syncope.

Il peut se résoudre spontanément avec la restauration du rythme sinusal ou par une chirurgie ectopique avec marquage. Le tracé ECG est régulier sauf en cas d'arrêt.

6.2 Tachyarythmies (ou tachycardies)

Les tachyarythmies comprennent tous les syndromes affectant la conduction électrique cardiaque, caractérisés par une accélération soudaine et brutale du rythme cardiaque, qui s'alterne par phases avec un rythme régulier. Dans les tachycardies plus légères, les symptômes se limitent à un rythme cardiaque accéléré au-dessus de 90/100 contractions par minute, dans les formes les plus sévères, les vraies tachyarythmies, il y a également un pouls irrégulier. Bien que les deux termes tachycardie et tachyarythmie soient parfois utilisés de manière interchangeable, ils présentent en réalité une différence substantielle dans la symptomatologie.

Alors que dans la tachycardie il y a des altérations de la fréquence du battement, ce qui semble normal même si une certaine accélération est relevée, la tachyarythmie provoque également des pulsations irrégulières. La tachyarythmie peut s'aggraver et, dans certains cas, avoir des conséquences dramatiques et même entraîner la mort.

En général, ces conditions provoquent un état de détresse et de malaise général, accompagné d'un large éventail de symptômes, qui se résument par un changement du rythme cardiaque qui est perçu comme des accélérations soudaines.

Dans le diagnostic clinique, on distingue grossièrement deux types de tachyarythmie, cela dépend de la partie du cœur qui est impliquée, en particulier; tachyarythmies auriculaires et ventriculaires. Les symptômes se chevauchent parfois, bien que les conséquences de ces arythmies puissent être beaucoup plus graves.

Les symptômes commencent généralement par un état d'anxiété et de détresse qui s'accompagne également d'un ou plusieurs des facteurs suivants :

- une augmentation des palpitations
- une douleur étrange dans la poitrine
- une étrange sensation d'oppression dans la poitrine
- la respiration devient courte et s'accompagne d'une sensation continue d'essoufflement
- La transpiration augmente
- Sensation de faiblesse anormale ou de fatigue générale
- des vertiges peuvent survenir

Un examen ECG permet de détecter un diagnostic différentiel. Les causes des tachyarythmies peuvent être attribuées à plusieurs facteurs allant de la consommation excessive de café ou de substances excitantes similaires, à des dommages antérieurs, en passant par des changements physiologiques affectant le cœur (par exemple, l'artériosclérose). Certaines maladies génétiques peuvent également avoir une incidence, une mauvaise alimentation, l'obésité, l'abus d'alcool ou de drogues, peuvent favoriser le développement d'un épisode de tachyarythmie.

6.2.1 Tachycardie sinusale

C'est la forme la plus simple d'arythmie et survient lorsque le niveau physiologique de la fréquence cardiaque dépasse 100 bpm.

Elle peut également être observé dans des conditions d'exercice physique dans lesquelles, cependant - dans certaines limites - elle n'est pas considéré comme pathologique.

- Activité électrique : présente

- Fréquence : 130bpm

- Rythme : intervalles R-R réguliers.

- Onde P : de forme normale et présente pour chaque complexe QRS. Elle peut se produire individuellement ou dans l'onde T qui la précède

- Complexe QRS : d'apparence normale

- Onde T : positive et précédée à chaque fois du complexe QRS

6.2.2 Tachycardie auriculaire (ou supraventriculaire)

Comme son nom l'indique, il s'agit d'une tachycardie qui prend son origine dans les oreillettes et est présente à la fois dans les phénomènes d'automatisme et dans ceux de retour. Elle se différentie par la présence d'ondes P inhabituelles dans les dérivations D2, D3 et aVF et chargées négativement.

Sa fréquence ne dépasse jamais 240bpm et se positionne se trouve très près des complexes QRS.

- Activité électrique : présente

- Fréquence : 220-240bpm

- Rythme : intervalles R-R réguliers.

- Onde P : forme anormale et très proche du complexe QRS

- Complexe QRS : de rythme normal avec une forme assez étroite

- Onde T : positive et précédée à chaque fois du complexe QRS

6.2.3 Tachycardie supraventriculaire paroxystique

Avec les précédentes, c'est l'une des tachycardies les plus courantes. Physiologiquement, l'équilibre entre la voie de conduction entre le nœud AV et le faisceau de His est altéré. L'impulsion parcourt généralement à la fois le chemin rapide et le chemin lent, puis revient le long du chemin lent où elle s'arrête. L'influx sinusal atteint donc les ventricules exclusivement par voie rapide. Il s'ensuit que le temps réfractaire est plus long pour la voie rapide, et plus court pour la voie lente. Trois types de tachycardie paroxystique supraventriculaire peuvent être identifiés, dont le plus fréquent est Slow-fast qui représente jusqu'à 90 % des cas.

Habituellement, une extrasystole auriculaire emprunte la voie rapide au cours de la période réfractaire et passe par la voie la plus lente. Si entre-temps la voie rapide a conclu la période réfractaire en récupérant la capacité de conduction, elle pourra être empruntée par l'impulsion en arrière et reviendra ensuite dans l'oreillette. À ce stade, elle reprendra le chemin lent, en commençant à troubler la tachycardie. Le tracé ECG met en évidence les complexes QRS avec des fréquences jusqu'à 250 bpm. Les ondes P ne sont pas visibles dans le QRS ou se manifestent comme un faux négatif S dans les dérivations DII, DIII et aVF et un faux positif dans V1.

Activité électrique : présente

- Fréquence : 150-250bpm
- Rythme : intervalles R-R réguliers

- Onde P : se trouve dans tous les complexes QRS, mais difficile à identifier

- Intervalle P-R : généralement non mesurable.

- Complexe QRS : apparence et rythme normaux

- Onde T : elle a un aspect déformé en raison de la présence d'ondes P à l'intérieur

6.2.4 Tachycardie ventriculaire

La tachycardie ventriculaire est une forme très sévère d'arythmie qui peut évoluer et dégénérer en fibrillation ventriculaire. Le pic de dépolarisation est localisé au niveau ventriculaire et est défini lorsqu'il y a au moins trois battements d'origine ventriculaire successifs à une fréquence supérieure à 100 bpm. Normalement, la fréquence totale est comprise entre 140 et 250 bpm.

Des altérations morphologiques peuvent être enregistrées dans les complexes QRS et dans les ondes P, sans rapport avec le QRS élargi. Les ondes P peuvent également fusionner avec des complexes QRS qui apparaîtront plus étroits. Dans les précordiales de V1 à V6, les complexes QRS peuvent avoir une correspondance et être tous négatifs ou tous positifs.

La tachycardie ventriculaire peut également être causée par d'autres pathologies graves telles que ; cardiopathie ischémique, crise cardiaque, insuffisance cardiaque. Il est important de surveiller le patient dès les premiers symptômes, en vérifiant l'activité du pouls et les principaux signes vitaux. Si la tachycardie a un pouls artériel, une manœuvre de cardioversion doit être effectuée. En cas de tachycardie ventriculaire en absence de pouls, il sera nécessaire de défibriller.

Activité électrique : présente

- Fréquence : généralement entre 140 et 220bpm
- Rythme : peut être irrégulier
- Onde P : absente.
- Intervalle PR : non mesurable.
- Complexe QRS : généralement plus large en configuration
- Onde T : avec polarité opposée au QRS
- Section P-Q : non évaluable

6.2.5 Flutter auriculaire

Le flutter est une autre forme de tachyarythmie supraventriculaire assez sévère, caractérisée par un comportement auriculaire régulier. Dans ce cas, l'impulsion générée ne part pas du nœud sino-auriculaire mais dans d'autres zones, toujours au niveau auriculaire. Les fréquences sont assez élevées et comprises entre 240 et 300bpm. Le tracé ECG se caractérise par l'absence d'ondes P qui sont habituellement remplacées, avec l'apparition d'ondes F (d'où l'origine du nom Flutter), bien visibles dans les dérivations DII, DIII, aVF et V1. Les ondes F sont une expression directe de la fonctionnalité de l'oreillette et ont une fréquence comprise entre 250 et 350 bpm.

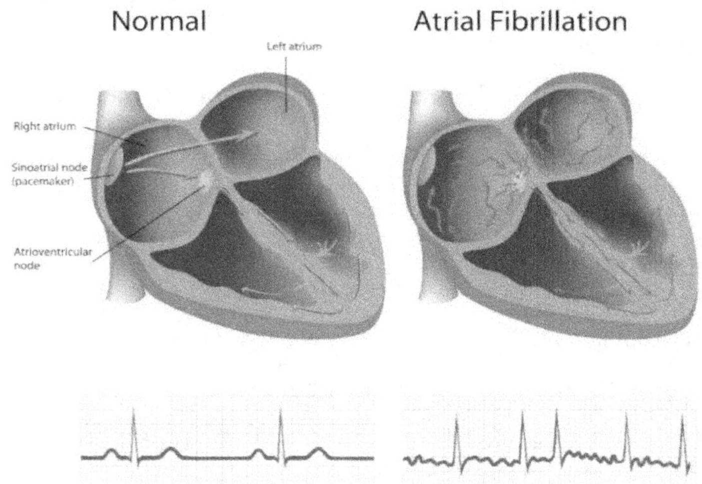

Cela peut être associé à une maladie cardiaque et se produit rarement sous la forme idiopathique. On distingue trois principaux types de flutter auriculaire :

1. Flutter auriculaire droit dépendant de l'isthme. C'est le type le plus fréquent (90%) et se caractérise par une retour massif antihoraire ou de type commun. Sur le tracé ECG, des ondes F négatives sont enregistrées dans les dérivations DII, DIII et aVF et biphasiques avec une tension faible en DI et aVL, et positives en V1.

2. Flutter auriculaire droit. Ce type de flutter est moins fréquent et avec un retour massif horaire dans 10 % des cas. Sur le tracé ECG on trouve des ondes F positives en DII, DIII et négatives en V1.

3. Flutter auriculaire gauche. Son incidence est inconnue et se caractérise par des structures électrocardiographiques normales avec désynchronisation de la fibrillation auriculaire. Le type de

flutter auriculaire gauche est ce qui se produit habituellement dans la maladie de la valve mitrale ou suite à des procédures ablatives. Au niveau du tracé ECG nous avons la présence d'ondes F de basse tension en DII, DIII et aVF et positives en V1.

Activité électrique : présente

- Fréquence : la fréquence auriculaire est généralement comprise entre 250 et 400 bpm, tandis que la fréquence ventriculaire est dérivée du degré du bloc
- Rythme : il peut être régulier ou non, selon le type de bloc qui se produit
- Onde P : absente et remplacée par des ondes F, qui représentent la dérivée de la rapidité des décharges électriques libérées par le foyer auriculaire
- Intervalle P-R : non mesurable.
- Complexe QRS : d'aspect anormal.
- Intervalle QRS : normal.
- Onde T : elles sont présentes, mais peuvent être masquées par des ondes de flutter
- Segment ST : non évaluable

6.2.5 Fibrillation auriculaire

La fibrillation auriculaire est fondamentalement une arythmie cardiaque caractérisée par une activation auriculaire qui n'est pas exactement coordonnée. Ce manque de coordination se traduit par la détérioration de cette fonction.

Les ondes P comme je l'ai mentionné auparavant sont absentes et à leur place il y a une légère irrégularité de la ligne isoélectrique dans le tracé. En raison de l'instabilité de la conduction qui se produit à travers le nœud, il en résulte également une modification du rythme qui devient irrégulier.

En effet, la plupart des impulsions atteignent le nœud AV alors qu'il est encore réfractaire à l'impulsion précédente. Une activation chaotique avec une fréquence allant jusqu'à 600 bpm est visible sur le tracé ECG. Il ne s'agit pas d'une arythmie suivie d'un risque imminent de décès, mais un traitement pharmacologique ou de cardioversion est nécessaire.

Les caractéristiques cliniques associées à la fibrillation auriculaire sont :

- Une mortalité assez élevée ;
- Un risque accru d'AVC (environ 25 % des AVC sont causés par une fibrillation auriculaire) ;
- Une augmentation des hospitalisations ;
- Une détérioration substantielle de la qualité de vie générale ;
- Présence d'un dysfonctionnement ventriculaire gauche allant de la tachycardiomyopathie jusqu'à l'insuffisance cardiaque.

Activité électrique : présente

Fréquence : elle peut atteindre jusqu'à 600bpm, mais elle est difficile à mesurer car les ondes "fibrillatoires" ont tendance à remplacer les ondes P. La cadence ventriculaire peut varier de manière irrégulière de la bradycardie à la tachycardie

Rythme : irrégulier

- Onde P : elle est remplacée par les ondes produites par la fibrillation, dites " f petites "
- Intervalle PR : non mesurable.
- Complexe QRS : aspect normal.
- Intervalle QRS : normal.
- Onde T : normale
- Étirement P-Q : 20 secondes si l'onde P est présente

6.2.6 Fibrillation ventriculaire

Dans la fibrillation ventriculaire, il y a une activation chaotique des ventricules. Il existe des oscillations plus ou moins marquées de la ligne isoélectrique qui ne permettent pas d'identifier les complexes QRS, mais de simples ondulations de morphologie et d'amplitude différentes. Dans ce type d'arythmie, il existe une confusion générale de l'activité électrique du cœur. Cliniquement, il est tout à fait comparable à un arrêt cardiaque, car dans les deux situations, il existe une inefficacité généralisée du cœur. Les ondes que l'on peut voir sur le tracé changent rapidement de morphologie, apparaissant d'abord assez grandes puis diminuant progressivement. Étant donné que la personne est en arrêt cardiaque et ne respire pas, le seul traitement possible est la défibrillation.

Activité électrique : présente

- Fréquence : elle n'est pas mesurable car les complexes QRS bien formés sont absents
- Rythme : désorganisé
- Onde P : absente
- Intervalle PR : non mesurable
- Complexe QRS : chaotique sans définition claire
- Onde T : non présente
- Section P-Q : non évaluable

6.3 Extrasystoles

Communément et en général, les extrasystoles sont à considérer comme des dépolarisations assez prématurées de la partie auriculaire ou ventriculaire. En d'autres termes, elles se produisent avec la manifestation d'une impulsion prématurée par rapport au rythme habituel, donc dans une partie du cœur une dépolarisation a lieu de façon anticipée et cela conduit à une contraction prématurée. Au niveau de l'ECG, des altérations de l'onde P peuvent être aperçues, tandis que le QRS est généralement normal.

Extrasystole ventriculaire

Les battements ventriculaires précoces sont définis prématurés en rapport au rythme pouvant survenir dans des conditions normales. Le QRS a donc tendance à être plus grand que le QRS normal et sa morphologie est également différente. Il peut y avoir des traits unifocaux, lorsque tous les battements prématurés proviennent de la même zone et ont donc la même morphologie, ou multifocaux lorsqu'ils proviennent de zones différentes et ont des morphologies différentes.

Entre deux battements prématurés sur un cycle régulier, il y a généralement un intervalle, appelé pause compensatoire. La condition dans laquelle le battement prématuré apparaît après chaque battement régulier s'appelle bigémité, tandis que lorsqu'un battement prématuré apparaît après deux battements réguliers, il est appelé trigémité.

Lorsque deux battements apparaissent successivement, on parle de couple. La contraction et donc le débit systolique est inférieure à celle induite par un battement normal, par conséquent les battements prématurés sont hémodynamiquement inefficaces.

D'un point de vue clinique, les extrasystoles doivent être évaluées par une surveillance Holter de 24 heures, en effet, en fonction de leurs caractéristiques, le traitement le plus approprié sera choisi.

Elles peuvent être un signe avant-coureur d'arythmies ventriculaires graves, de tachycardie ventriculaire ou de fibrillation ventriculaire. Dans ce dernier cas, une attention particulière doit être portée au phénomène dit "R sur T". Il s'agit de battements précoces, qui tombent sur la branche ascendante ou au sommet de l'onde T du battement précédent. Habituellement, le complexe QRS est également non conforme par rapport aux complexes ventriculaires de la même dérivation.

Activité électrique : présente

- Fréquence : non homogène
- Rythme : irrégulier
- Onde P : absente
- Intervalle P-R : non mesurable
- Complexe QRS : altéré, généralement plus élargi que le complexe QRS normal
- Onde T : de l'extra systole ventriculaire est généralement opposée au QRS

Extrasystole auriculaire ou supraventriculaire

Dans ce type d'extrasystole, le complexe ventriculaire précoce est similaire aux autres complexes de même dérivation. Le complexe supraventriculaire prématuré peut parfois être anticipé par l'onde P, qui a cependant une forme différente de celle du sinus. Dans le cas où l'extrasystole prend naissance entièrement dans les oreillettes, les ventricules sont activés grâce au faisceau de His et aux branches droite et gauche.

Activité électrique : présente

- Fréquence : modifiée
- Rythme : irrégulier en raison d'une contraction prématurée
- Onde P : absente ou présente avec étrange
- PR (intervalle) : il peut se présenter sous forme normale ou plus court selon son origine.
- Complexe QRS : normal
- Onde T : elle est positive et suit chaque complexe QRS

6.4 Diagnostic et traitement des arythmies

Le diagnostic de chacune des bradyarythmies décrites précédemment, ne peut être établi avec certitude et précision qu'avec un enregistrement ECG. Cependant, il convient de garder à l'esprit que l'ECG a une durée limitée et, dans la plupart du temps, la manifestation de l'arythmie se produit de manière sporadique ou dans des conditions différentes du repos.

Par conséquent, il est conseillé d'effectuer des tests plus approfondis en présence de symptômes. Un outil qui se développe à partir de l'ECG, précisément pour résoudre les limites temporelles, c'est l'ECG Holter. Il s'agit d'un petit enregistreur, connecté à trois électrodes ou plus, placées sur la poitrine, qui enregistre en permanence un ECG pendant 24 heures.

En plus de l'Holter, d'autres types d'enregistreurs sont disponibles qui couvrent des intervalles de temps plus longs, jusqu'à de petits appareils sous la peau qui peuvent enregistrer l'ECG même pendant 2 ou 3 ans.

Grâce aux développements de la technologie médicale, des outils qui permettent l'intégration des téléphones portables commencent déjà à être disponibles, avec des systèmes d'enregistrement ECG, qui ont le grand avantage d'enregistrer l'ECG à tout moment et d'envoyer le tracer électroniquement à distance pour un rapport médical immédiat.

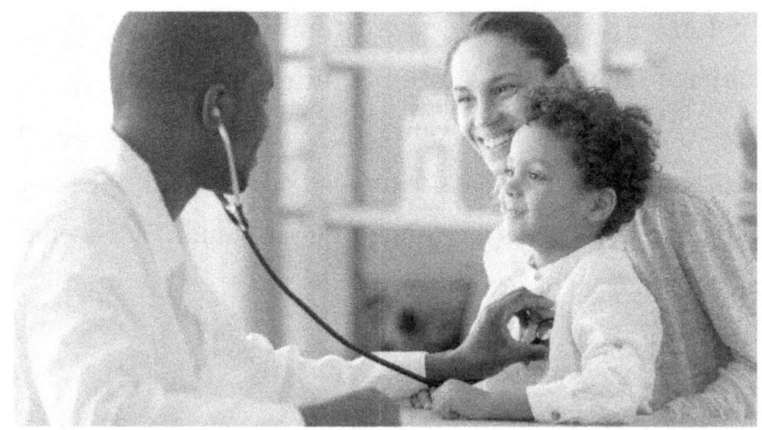

Quant au traitement des brachyarythmies, malheureusement aucun médicament par voie orale ou par perfusion n'est actuellement disponible. Le seul traitement efficace pour le moment est l'implantation d'un stimulateur cardiaque. C'est un petit appareil, à peu près de la taille d'une montre. Il est placé sous la peau légèrement en dessous de la clavicule.

Un ou deux fils y sont connectés, de petits câbles électriques qui atteignent le cœur et qui ont pour but de relier électriquement l'appareil et l'organe cardiaque. Le stimulateur cardiaque surveille l'activité électrique spontanée du cœur comme une sentinelle et, si le rythme cardiaque descend en dessous d'une valeur spécifique définie par un cardiologue spécialisé dans la stimulation cardiaque, il délivre une petite impulsion électrique qui provoque la contraction du cœur, renvoyant le rythme aux valeurs normales.

Par contre, lorsqu'il y a une tachyarythmie en cours, la première intervention vise à stabiliser le rythme cardiaque, à l'aide d'un défibrillateur de manière immédiate, qui grâce à la forte sollicitation est capable de rétablir un rythme satisfaisant. En alternative, toujours sur avis du spécialiste, vous pouvez continuer avec des médicaments, qui sont généralement composés d'amiodarone et d'adénosine. Le premier est un médicament adapté à la plupart des tachyarythmies tandis que l'adénosine est administrée dans le domaine hospitalier.

CHAPITRE 7
ECG dans des conditions pathologiques

7.1 Altérations morphologiques

Après avoir passé en revue les altérations d'un tracé ECG au cours des arythmies, nous analysons maintenant les cas où les altérations sont liées à la forme des ondes et des segments.

Nous analyserons des cas d'hypertrophie ou d'agrandissement, auriculaire ou ventriculaire et nous passerons ensuite à l'examen des pathologies plus classiquement associées à des altérations morphologiques des composants du tracé ECG. Plus précisément, nous examinerons l'infarctus du myocarde aigu et les syndromes coronariens, en les distinguant en deux sous-catégories principales : ceux avec un sus-décalage du segment ST, appelés STEMI en anglais, et ceux sans sur-décalage du segment ST, appelés NSTEMI.

Il est important de rappeler que lorsque l'on parle d'altérations morphologiques du tracé ECG, trois de ses principales structures sont généralement considérées : les ondes Q, les segments ST et les ondes T. Sur la base de la localisation de l'altération, les ondes ont le nom des principales caractéristiques de la pathologie à laquelle elles se réfèrent.

7.2 Ondes de lésions

Le terme onde de lésion fait référence à tous les cas dans lesquels il est possible d'observer un nivellement excessif du segment ST sur le tracé ECG. Cette altération, comme nous l'avons dit précédemment, est détectée dans les stades initiaux de l'infarctus du myocarde aigu (AMI) où une fermeture de l'artère coronaire appelée STEMI est recensée en milieu clinique.

Il est très important de savoir la reconnaître précisément car il s'agit d'une altération qui se produit dans les premiers stades de l'IMA. Comme on peut facilement le comprendre, son diagnostic précoce permet d'intervenir à temps en ouvrant le vaisseau occlus. Pour être diagnostiqué comme une altération, le sus-décalage du segment ST doit avoir une dimension d'un millimètre et être détecté également dans les dérivations périphériques voisines.

Dans ces cas, un sous-décalage spéculaire se produit dans les branches opposées. Par exemple, si le segment ST est sus-décalé dans les dérivations antérieures V2 et V4 et dans les dérivations latérales I, aVL V5 et V6, nous aurons un sous-décalage réciproque dans les dérivations III et aVF.

7.3 Ondes de nécrose

Ces ondes sont celles qui affectent les altérations placées sur les ondes Q. Le tissu nécrotique ne produit aucun potentiel d'action et les forces électriques enregistrées par l'électrode au-dessus de la zone infarcie seront réduites voire nulles. Dans ces cas, il y a une plus grande activité électrique que d'habitude, provenant de la paroi opposée à celle infarcie, qui s'éloigne de l'électrode, produisant ainsi diverses forces négatives qui génèrent l'onde Q avec un aspect assez ample.

On peut affirmer que la taille des ondes Q associées à un événement nécrotique, tel qu'un infarctus du myocarde, varie considérablement d'une personne à l'autre, et même aujourd'hui, il n'existe aucune directive standard qui certifie le diagnostic. La façon la plus courante d'évaluer un changement significatif d'une onde Q en termes dysfonctionnels consiste en une période égale ou supérieure à quatre secondes associée à une amplitude égale ou supérieure à 1/4 de l'onde R prise dans la même dérivation.

Les critères concernant l'interprétation de l'onde Q, actuellement utilisés, se réfèrent à des recherches menées en Amérique et sont les suivants :

- Les ondes Q ne doivent jamais être modifiées de manière significative dans la dérivation Avr ;
- les ondes Q si elles sont enregistrées uniquement en V1 ;
- Les ondes Q de la dérivation III ne sont pas prises en compte s'il n'y a pas d'altérations au niveau de aVF et II ;
- Les ondes Q ont tendance à être plus fiables pour établir un diagnostic d'infarctus si elles sont associées à des adultérations du segment ST ou de l'onde T toujours dans

la même dérivation que les ondes Q non associées à des anomalies du segment ST.

Un autre critère couramment utilisé est celui appelé « faible augmentation de l'onde R ». Dans cette situation, nous aurons des ondes R, qui sont normalement plus petites en V1 et V2 et augmentent physiologiquement l'amplitude lorsqu'elles se dirigent vers le côté gauche de la poitrine, de plus, elles persistent dans leur taille sans aucun changement et aucune diminution. Dans l'infarctus du myocarde, par exemple, des ondes R plus élevées peuvent être observées en V2 ou en QS, c'est-à-dire sans onde R, dans les dérivations suivantes V2, V3 et V4.

7.4 Ondes ischémiques

Contrairement aux ondes analysées précédemment, les ondes ischémiques sont données par le sous-décalage du segment ST et par certaines altérations des ondes T. Les altérations pour considérées importantes, elles doivent se manifester en combinaison d'une ischémie aiguë et peuvent indiquer d'autres états pathologiques ou être une conséquence directe de l'action de certains médicaments.

Dans ce cas, l'ECG est à considérer comme un outil visant à établir un diagnostic, sans oublier d'analyser l'ensemble et pas seulement une partie. Le sous-décalage du segment ST doit être d'au moins un millimètre et doit avoir une durée égale ou supérieure à huit secondes.

7.5 Hypertrophie auriculaire

L'hypertrophie auriculaire est un épaississement des parois des oreillettes. En général, elle se caractérise par une onde P positive dans les dérivations DI, DII, aVF, V4, V5 et V6 et négative dans aVR. Elle peut survenir dans une seule oreillette (droite ou gauche) ou affecter les deux. Dans ce dernier cas, il est juste de parler d'hypertrophie biaurale.

Hypertrophie auriculaire gauche

L'hypertrophie auriculaire gauche est causée par un travail plus important sur l'oreillette gauche et est souvent associée à une hypertrophie ventriculaire gauche. Les deux sont généralement causés par une hypertension artérielle, par des maladies de la valve aortique ou par une cardiomyopathie hypertrophique. Elle peut aussi provenir d'une sténose ou d'une insuffisance mitrale.

En présence d'hypertrophie auriculaire gauche, nous avons ce qu'on appelle; P Mitral, une onde P bifide en forme de M durant plus de 0,12 s qui est clairement visible même dans les dérivations ; DII, DIII et aVF avec déviation négative dans la dérivation V1.

Hypertrophie auriculaire droite

Cette hypertrophie est normalement causée par un excès de pression ou même de volume dans l'oreillette droite, qui peut être dû à des conditions pathologiques spécifiques telles qu'une embolie pulmonaire, une insuffisance valvulaire tricuspide. L'hypertrophie auriculaire droite est également souvent associée à l'hypertension pulmonaire, et pour cette raison les ondes P caractéristiques qui en résultent sont également appelées P pulmonaire.

En présence d'hypertrophie auriculaire droite, l'onde P est élevée et pointue avec une tension augmentée supérieure à 0,3 mV dans les dérivations DII, DIII et aVF. Elle est généralement positif en dérivation V1.

Hypertrophie biauriculaire

Le grossissement des deux oreillettes se manifeste au niveau du tracé ECG avec une onde P bimodale ou biphasique. L'augmentation de la tension est une conséquence directe de l'élargissement de l'oreillette droite, tandis que l'augmentation de la durée est due à l'élargissement de l'oreillette gauche. Ainsi, dans les dérivations I et II, une P pointu précoce sera observée, typique de l'hypertrophie auriculaire droite, et bifide, typique de l'hypertrophie auriculaire gauche.

En dérivation V1, en revanche, nous aurons une onde P biphasique particulièrement prononcée dans sa première moitié, expression d'une hypertrophie auriculaire droite, associée à l'orientation négative successive, typique de l'hypertrophie auriculaire gauche.

7.6 Hypertrophie ventriculaire gauche

Dans l'hypertension ventriculaire gauche, la paroi ventriculaire est épaissie et donc les dérivations gauches peuvent avoir des complexes QRS de voltage important en particulier dans les dérivations thoraciques. En ce qui concerne l'analyse du tracé ECG, pour diagnostiquer l'hypertrophie ventriculaire gauche, ils s'ensuivent les critères suivants :

- Augmentation des tensions du complexe QRS au niveau périphérique, avec onde R en dérivation I et onde S en dérivation III égale ou supérieure à 2,5 mV ;

- Augmentation de la tension dans les dérivations précordiales, avec une onde S en V1 et une onde R en V5 et V6 égale ou supérieure à 3,5 mV ;

- Dysfonctionnements du segment ST et de l'onde T : segment ST en dessous du niveau et onde T aplatie ou inversée dans les dérivations gauches ;

- Anomalies au niveau de l'oreillette gauche et de la première cavité, qui se dilatent ;

- Déviation axiale gauche avec axe cardiaque compris entre -30 et -90.

L'hypertrophie ventriculaire gauche est principalement causée par l'hypertension artérielle, l'insuffisance valvulaire aortique et l'insuffisance mitrale. Pour son diagnostic correct, il est essentiel de combiner l'enregistrement ECG avec une échocardiographie, qui permet de détecter l'épaisseur des parois et les diamètres relatifs des cavités.

7.7 Hypertrophie ventriculaire droite

Dans l'hypertrophie ventriculaire droite, il y a un épaississement de la paroi du ventricule droit. Cette altération morphologique provoque une dépolarisation plus importante avec l'augmentation nette des vecteurs vers l'électrode positive.

Le tracé ECG montrera donc un complexe QRS dans la dérivation V1 plus positif que la normale, accompagné d'une onde R progressivement réduite décalée des dérivations thoraciques à la fois vers la droite et vers la gauche.

On peut observer plus dans le détail une onde R plutôt haute qui dépasse celle de la S, dans les dérivations suivantes V1, V4, V5 et V6. L'hypertrophie ventriculaire droite est associée à des modifications de la valve pulmonaire et à toutes ces conditions qui génèrent une hypertension pulmonaire où en général a une charge de pression élevée.

7.8 Infarctus du myocarde (IAM)

L'infarctus du myocarde est généralement classé en deux sous-catégories différentes :

- STEMI : lorsqu'il y a des élévations du segment ST.
- NSTEMI : lorsqu'il y a abaissement du segment ST et une inversion des ondes T.

La représentation classique de l'ECG dans un état d'infarctus du myocarde est caractérisée par un sus-décalage du segment ST d'environ un millimètre par rapport à la ligne isoélectrique, dans au moins deux dérivations contiguës.

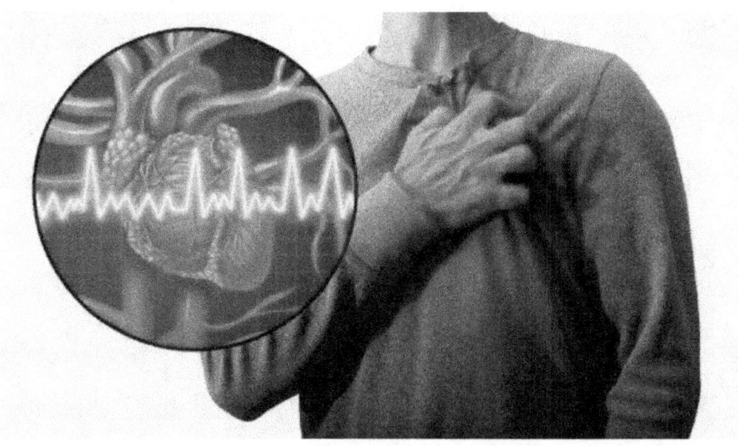

D'un point de vue clinique, on peut définir l'infarctus comme la mort d'une partie du cœur, ou plus précisément du côté gauche, causée par un manque d'oxygène normalement à la suite d'une obstruction d'une branche d'une artère coronaire. La crise cardiaque droite, bien que cliniquement documenté, est en réalité beaucoup plus rare. Par conséquent, d'un point de vue physiologiquement, les cellules et les tissus nécrotiques ne conduisent aucun stimule électrique et dans les dérivations de la zone infarcie, nous observerons le stimule électrique qui s'éloigne.

Il s'ensuit que les signes ECG seront les suivants :

- complexe QRS négatif dans les dérivations proches de la zone infarcie, avec une seule onde Q ou au plus un complexe QS ;
- présence d'ondes Q pathologiques ou d'ondes R plus petites ;

L'onde Q représente le signe d'une nécrose stabilisée et apparaît généralement après 8 ou 12 heures, mais dans certains cas elle peut aussi apparaître après ou ne pas apparaître du tout. Sur le plan électrique, elle indique une zone "silencieuse" et l'électrode n'enregistrera que l'activité de la paroi opposée. Cette onde Q, classée comme onde de nécrose tissulaire, sera négative avec une durée dépassant 0,04 sec et une amplitude d'au moins 1/3 du QRS total.

7.8.1 Localisation des infarctus du myocarde

La localisation des infarctus du myocarde est diagnostiquée par le tracé ECG en tenant compte des dérivations impliquées.

Infarctus antérieur

Un infarctus antérieur est enregistré dans la dérivation I et dans les précordiales, généralement déterminé par l'occlusion de descendante antérieur.

Infarctus antérolatéral

Si la zone nécrotique est enregistrée en dérivations I, aVL et parfois en V5 et V6, on parle alors d'infarctus antérolatéral.

Cet état pathologique peut provenir d'une occlusion de l'artère coronaire ou de la branche marginale, ou d'une branche de la descendante antérieure.

Infarctus inférieur

Les modifications de l'ECG affectant les dérivations II, III et aVF, ou les dérivations qui indiquent la conduction électrique de la paroi inférieure, définissent l'infarctus inférieur. Étant donné que dans cette zone la majeure partie de la surface cardiaque repose sur le diaphragme, l'infarctus inférieur est également appelé "diaphragmatique". Dans certains cas, la zone nécrotique s'étend également à la paroi latérale du cœur et, dans ce cas, les modifications du tracé ECG seront également observées dans les dérivations V5 et V6.

Infarctus postérieur

Le diagnostic de l'infarctus postérieur est particulièrement difficile car la paroi postérieure du cœur est extrêmement petite. Etant donné qu'aucune dérivation ECG standard n'arrive dans cette paroi, les altérations doivent dans tous les cas être détectées indirectement, à partir des altérations spéculaires visibles sur la paroi opposée. Celles-ci sont enregistrées dans la dérivation V1 et se caractérisent par une augmentation de l'onde R.

7.9 Ischémie myocardique

L'ischémie myocardique survient lorsque le débit coronaire n'est plus suffisant pour répondre aux besoins du myocarde des substrats métaboliques pour maintenir une fonction cardiaque adéquate. Elle est causée par une augmentation de la demande en oxygène qui peut être une conséquence d'une surcharge myocardique due à une sténose coronarienne ou à une thrombose aiguë. Dans ces deux conditions, le flux sanguin est réduit, ce qui entraîne une réduction de l'oxygène.

L'évolution de l'ischémie myocardique débute par une perte d'efficacité au niveau des myocytes avec altération des pompes à ions qui provoque un excès de ions potassium à l'extérieur de la cellule et une accumulation de ions sodium et calcium à l'intérieur. Dans cette condition, le potentiel membranaire est considérablement réduit. Cela conduit à une réduction de la phase 0 avec une repolarisation précoce.

Ischemic Heart Disease

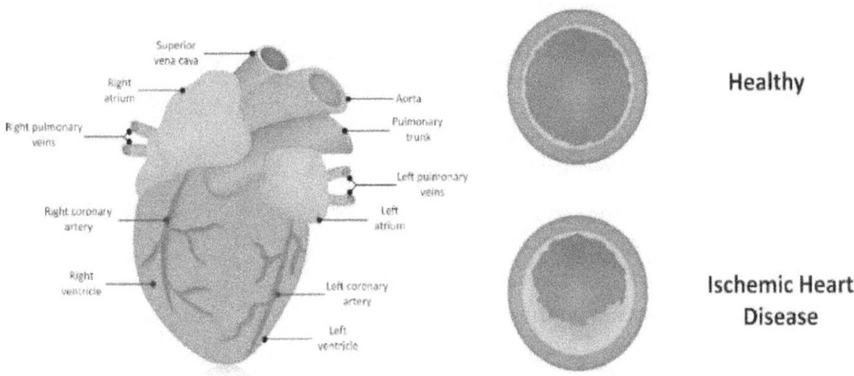

Le tracé ECG est fortement influencé par le mouvement des charges électriques entre les zones dites normales et celles ischémiques. En raison de la dépolarisation réduite, le segment ST sera exposé à un courant de repolarisation, générant les caractéristiques suivantes dans le tracé ECG :

- sous-décalage de la section ST d'au moins 0,1 mV ;
- inversion de l'onde T avec une tension supérieure à 0,2 mV et de forme symétrique dans au moins deux dérivations contiguës.

7.10 Syndrome de Brugada

Ce syndrome est une maladie caractérisée par des perturbations de l'activité électrique du cœur sans aucun problème évident du myocarde. Ces perturbations proviennent d'une altération des canaux ioniques spécifiques au sodium.

D'un point de vue de l'ECG, une fermeture de la branche droite est observée, et un sus-calibrage du segment ST dans les dérivations précordiales de la paroi droite. C'est une pathologie familiale la plupart du temps, qui peut survenir en association avec une fibrillation ventriculaire et une crise cardiaque soudaine.

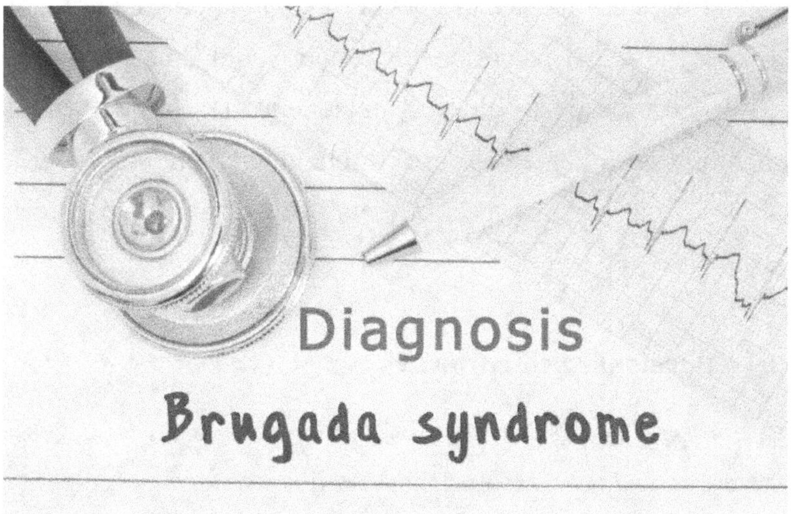

Selon les caractéristiques de l'ECG, trois types de syndrome de Brugada sont identifiés.

Le type 1 se caractérise par un sus-calibrage du segment ST dit « type coved », dans lequel il y a un allongement du point J d'environ 2 mm, une descente progressive de ST et une onde T négative dans les dérivations V1 et V2. Dans les dérivations précordiales du côté gauche, l'onde S est absente ou avec une amplitude beaucoup plus faible en comparaison avec l'onde J des dérivations précordiales droites.

Le type 2 montre un allongement du point J d'au moins 2 mm et un sus-calibrage de la section ST d'environ un millimètre, associé à une onde T positive. Le schéma caractéristique du type 2 de ce syndrome peut parfois être examiné même chez des personnes qui ne présentent aucun problème ni symptôme, c'est pourquoi l'aide intégrée d'autres méthodes de diagnostic est recommandée.

Le type 3 montre un tracé qui peut être complètement superposé à celui du type 2 à l'exception de l'onde T qui doit toujours être positive. Ce type de trouble est également très fréquent dans la population saine et est considéré comme totalement non spécifique s'il n'évolue pas vers le type 1 qui représente le véritable syndrome de Brugada.

7.11 Le Pacemaker chirurgical

Dans bon nombre des pathologies susmentionnées, il est nécessaire de restaurer une activité électrique cardiaque normale grâce à une intervention chirurgicale qui permet de corriger le défaut morphologique grâce à l'implantation d'un pacemaker. Littéralement, le terme signifie « facilitateur de rythme » et est un instrument artificiel capable de fournir un stimule électrique qui initie le processus de dépolarisation qui déclenche le cycle cardiaque.

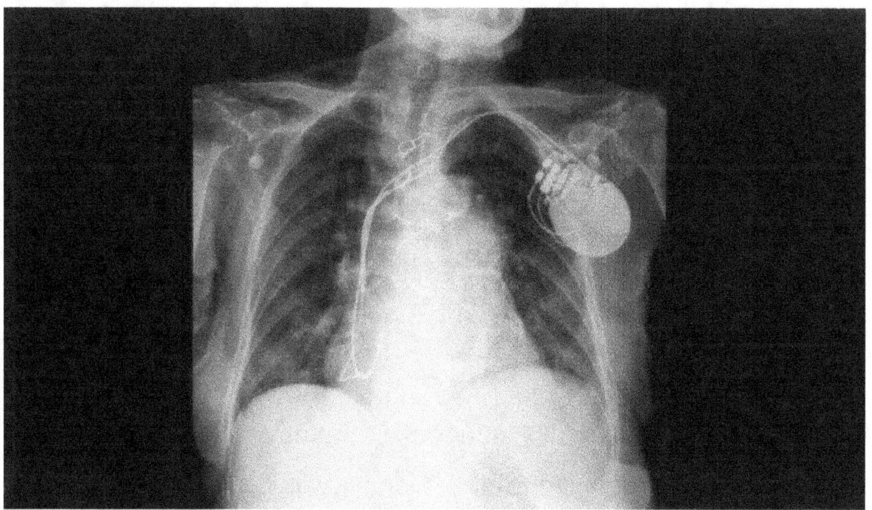

Le pacemaker se compose d'un dispositif électronique et d'un cathéter de stimulation, insérés dans l'oreillette droite, dans le ventricule ou dans les deux, capables de délivrer un stimule électrique qui se propagera par des voies alternatives de conduction cardiaque.

Cela explique pourquoi dans un tracé ECG avec un rythme de pacemaker on ne retrouvera pas les ondes classiques mais on les trouvera de formes et de tailles différentes.

Un tracé ECG avec rythme de pacemaker est reconnu comme ayant une ou plusieurs ondes appelées « SPIKE », qui ont généralement la forme d'une ligne et qui sont mieux analysables avec d'autres techniques d'enregistrement. Le SPIKE ressemble à une onde de très courte durée et de grande amplitude. Les ondes P ou les complexes QRS auront une forme et une durée modifiées en raison du site d'origine différent du stimule et des différentes voies suivies dans la diffusion du stimule lui-même.

CHAPITRE 8
Altérations d'électrolyte

Les électrolytes sont des minéraux, contenus dans l'organisme, dotés d'une charge électrique et donc capables de générer des mécanismes de conductance électrique. Comme nous l'avons vu, ils sont fondamentaux pour les processus de dépolarisation de la membrane cellulaire cardiaque et pour le bon équilibre du potentiel membranaire. S'agissant d'éléments électriques, leur activité est facilement observable dans le tracé ECG grâce à l'analyse des ondes et des structures que nous avons précédemment décrites, ainsi que des dysfonctionnements pouvant être associés à des conditions pathologiques.

Ces altérations des concentrations plasmatiques d'électrolytes peuvent entraîner des déficits dans le processus de repolarisation, modifiant le segment ST, l'onde T et l'intervalle QT. Les troubles électrolytiques sont fréquents chez les patients cardiaques et peuvent contribuer à une aggravation du pronostic.

Les anomalies peuvent également être liées aux traitements et thérapies utilisés pour soigner ces patients. Une identification précoce et un traitement rapide pour corriger ces troubles sont essentiels pour améliorer la thérapie et le diagnostic chez les patients souffrant de maladies cardiaques.

Les systèmes électrolytiques les plus importants associés à la fonction cardiaque sont ceux du potassium, du calcium, du magnésium et du sodium.

8.1 Altérations potassiques : hyperkaliémie et hypokaliémie

On parle d'hyperkaliémie lorsque la kaliémie dépasse 5,5 mmol/L, et est considérée comme sévère au-dessus de 6,6 mmol/L. Les causes les plus fréquentes d'hyperkaliémie sont les plus variées comme l'insuffisance rénale, la nécrose tissulaire, jusqu'à l'utilisation de certains médicaments tels que les inhibiteurs de l'ECA, les Spartans ou les anti-inflammatoires AINS.

Chez les patients atteints d'hyperkaliémie, il est possible observer des altérations du tracé ECG qui permettent le diagnostic ainsi que le dosage du potassium. En cas de diagnostic confirmé, il est important de protéger le cœur en appliquant une thérapie qui déplace le potassium dans les cellules cardiaques.

Sur le tracé ECG on peut observer un aplatissement des ondes P, des ondes T élevées et avec un léger pic, un complexe QRS plus large et un sous-calibrage du segment ST.

L'hyperkaliémie est souvent associée à une bradyarythmie, à une tachyarythmie ventriculaire et à une asystolie. De plus, à mesure que les taux de potassium sanguin augmentent, l'intervalle PR s'allonge et prolonge également la durée du QRS, et dans les cas extrêmes, une fibrillation ventriculaire peut survenir.

On parle plutôt d'hypokaliémie, lorsque la quantité de potassium dans le sang est inférieure à 3,5 mmol/L, on s'inquiète si elle est inférieure à 2,5 mmol/L. Le patient souffrant d'hypokaliémie peut ressentir de la fatigue, des crampes sévères et des difficultés respiratoires. Il est possible observer des altérations courantes du tracé, comme par exemple l'apparition d'une onde U, des modifications du segment ST, des arythmies ventriculaires.

L'hypokaliémie peut produire des changements évidents dans le tracé ECG. Les plus fréquentes et documentées sont : sous-calibrage du segment ST, aplatissement de l'onde T et apparition ou accentuation de l'onde U, représentée comme la déviation qui suit l'onde T. Suite au traitement, les ondes U ont tendance à diminuer jusqu'à disparaître, laissant la juste proportion aux ondes T.

8.2 Altérations du calcium : hypercalcémie et hypocalcémie

L'hypercalcémie est une affection très courante chez les patients souffrant de maladies cardiaques, de tumeurs et d'hyperthyroïdie. Les symptômes vont de la confusion mentale à l'asthénie, jusqu'à l'hypotension prolongée. Le tracé ECG des patients souffrant d'hypercalcémie montre un raccourcissement de l'intervalle QT et un élargissement du complexe QRS, associé à un aplatissement des ondes T.

De faibles taux de calcium sérique (hypercalcémie) sont généralement associés à une insuffisance rénale, une intoxication aux inhibiteurs calciques. Le tracé ECG montre un allongement de l'intervalle QT et une des ondes T négatives.

8.3 Altérations du magnésium : hypomagnésémie

L'hypomagnésémie est définie comme une affection dans laquelle la concentration plasmatique de magnésium est inférieure à 1,5 mg/dl, elle est considérée comme grave lorsque les taux sériques de ce ion sont inférieurs à 1 mg/dl. Il apparaît généralement avec d'autres altérations électrolytiques telles que l'hypocalcémie et, souvent, ne répond pas aux autres traitements. En particulier, l'hypomagnésémie associée à l'hypokaliémie représente un élément de risque important pour le développement d'arythmies sévères.

Les manifestations cliniques comprennent généralement des troubles neuromusculaires et neuropsychiatriques. Les altérations du tracé ECG sont : l'allongement des intervalles PR et QT, l'aplatissement ou l'inversion de l'onde T et la perte de la concavité vers le haut du segment ST.

8.4 Altérations du sodium : hypernatrémie et hyponatrémie

Sur l'altération du sodium nous dirons seulement que des oscillations importantes de cet électrolyte, surtout en diminution, sont associées à de graves problèmes ou pathologies neurologiques, comme le manque ou l'augmentation significative d'eau qui en dérive, se manifeste tout d'abord au niveau du liquide céphalo-rachidien.

Étant donné que cette affection ne présente pas d'altérations ECG importantes dans une forme précoce, mais est associée à des altérations d'autres électrolytes, il est toujours recommandé, en cas d'autres dysfonctionnements électrolytiques, d'effectuer un dosage de sodium pour éviter l'apparition de symptômes neurologiques sévères qui peuvent également conduire à la mort subite.

CHAPITRE 9
ECG chez le patient hypertendu

L'hypertension est un état clinique, de nature constante, dans lequel la pression artérielle au repos est élevée par rapport aux valeurs qui sont classées comme normales. Au niveau physiologique, la pression artérielle, ou pression artérielle sanguine, est définie comme la force exercée par le sang contre les parois des vaisseaux sanguins, en conséquence de l'effet de pompage exercé par le cœur.

Elle est mesurée en millimètres de mercure (mmHg), en gardant le patient dans un état de repos total. Deux valeurs seuils sont généralement identifiées qui sont les valeurs de pression systolique et diastolique, appelées pressions maximale et minimale.

La pression systolique indique la pression du cœur lorsqu'il se contracte, tandis que la pression diastolique indique la pression artérielle lorsque le cœur se détend. Une pression physiologique chez une personne en bonne santé se situe à des valeurs comprises entre 90 et 129 mmHg pour la pression systolique, et des valeurs comprises entre 60 et 84 mmHg pour la pression diastolique. Cependant, sa valeur peut varier considérablement d'une personne à l'autre en fonction de différentes caractéristiques cardiaques et cardiovasculaires telles que :

- la force de contraction cardiaque ;
- la gamme systolique, c'est-à-dire le sang qui sort du cœur à chaque fois qu'il fait une contraction ;
- Fréquence cardiaque, c'est-à-dire le nombre de battements cardiaques par minute ;
- les résistances périphériques, c'est-à-dire les résistances opposées à la circulation du sang depuis l'état de constriction des petits vaisseaux artériels ;
- l'élasticité de l'aorte et des grosses artères ;
- le volume, qui est le volume total de sang circulant dans le corps.

L'hypertension est la cause de décès la plus évitable selon l'OMS. L'hypertension chronique provoque un raidissement des artères qui conduit à la réflexion d'ondes précoces, augmentant la pression systolique maximale et la demande en oxygène du myocarde, tout en diminuant l'apport sanguin au muscle cardiaque. L'électrocardiogramme est l'outil de première intention pour reconnaître et diagnostiquer ces changements. En fait, diverses modifications de l'ECG telles que l'hypertrophie ventriculaire gauche, la dépression du segment ST, les ondes T anormales, les ondes Q pathologiques, le QRS prolongé, ont été fréquemment observées chez les patients hypertendus chroniques.

L'hypertension est également le principal facteur de risque associé aux événements cardiovasculaires. De nombreuses études scientifiques suggèrent que la dysfonction diastolique ventriculaire gauche peut être la première séquence détectable dans un ECG standard à 12 dérivations et qu'elle peut précéder l'apparition de l'hypertrophie ventriculaire gauche. Ces deux situations sont des manifestations cliniques de l'hypertension et leur surveillance continue permet de garder le trouble sous contrôle dans son ensemble. Le temps d'activation ventriculaire, en millisecondes, sur le tracé ECG calculé depuis le début du QRS jusqu'au pic observable de l'onde R (que nous avons vu représenter l'intervalle QR) ainsi que les particularités de l'onde P, prédisent diastolique dysfonction et raideur ventriculaire gauche. De plus, de nouveaux marqueurs ECG, représenteraient des outils supplémentaires pour le dépistage précoce de la maladie. À ce jour, l'ECG reste la pierre angulaire du diagnostic de l'hypertrophie ventriculaire gauche en pratique clinique, car il est universellement disponible, techniquement facile à réaliser et hautement spécifique. Dans les recommandations les plus récentes concernant le traitement de l'hypertension, le critère de tension de Sokolow etLyon a été recommandé dans le cadre de chaque examen de pratique pour les personnes souffrant d'hypertension. Parmi la population hypertendue asymptomatique, les paramètres ECG de la dysfonction diastolique ont montré une corrélation significative avec l'augmentation de la pression artérielle aux niveaux systolique et diastolique. La progression de la sévérité de la dysfonction diastolique est également associée à une augmentation des valeurs de la pression artérielle. Le processus de remodelage myocardique commence avant l'apparition des symptômes, de sorte que les paramètres échographiques de la dysfonction diastolique sont sensibles aux premiers changements physiopathologiques du myocarde.

L'insuffisance cardiaque diastolique peut entraîner des manifestations cliniques et des limitations dans la vie quotidienne. On estime qu'environ 20 millions de patients dans 51 pays européens présentent des signes écho cardiographiques de dysfonction diastolique. 50% des patients atteints d'insuffisance cardiaque congestive présentent un dysfonctionnement diastolique sans réduction de la fraction d'éjection. Le taux de mortalité de la dysfonction diastolique légère est d'environ 10 % sur une période de cinq ans et s'élève à 25 % dans la dysfonction diastolique modérée à sévère.

9.1 Hypertension et hypertrophie ventriculaire gauche : critères ECG

Une étude italienne a montré que 15 % des patients souffrant d'hypertension légère à modérée présentaient des épisodes de dépression du segment ST pendant la surveillance Holter. Mais pas seulement. L'hypertension chronique est associée à l'allongement du segment QT dans le tracé ECG et des anomalies plus fréquentes sont observées chez les patients hypertendus chroniques présentant une hypertrophie ventriculaire gauche et une inversion de l'onde T.

L'hypertension de longue durée provoque une hypertrophie du cœur, en particulier l'élargissement du ventricule gauche qui entraîne de nombreux effets indésirables pouvant aller jusqu'à une insuffisance cardiaque. Par conséquent, une plus grande précaution et une sensibilisation généralisée parmi les personnes sont nécessaires pour maintenir une pression artérielle optimale dès le diagnostic initial. De plus, un suivi régulier et des médicaments sont nécessaires pour la longévité et le bien-être physique.

En effet, l'augmentation de la masse ventriculaire gauche n'est pas le seul déterminant des modifications du complexe QRS, mais est plutôt une combinaison de remodelage anatomique et électrique qui crée le spectre complet de l'allongement de la durée du complexe QRS observé chez les patients hypertrophie ventriculaire gauche. De plus, la relation entre l'amplitude du complexe QRS et la masse ventriculaire gauche dans les premiers stades de la maladie a révélé une tension QRS inférieure à la normale.

Ceci est attribué à des changements dans les propriétés électrogéniques du myocarde dans la phase initiale de l'hypertrophie ventriculaire gauche, renforçant la théorie selon laquelle le remodelage électrique joue un rôle clé et peut précéder le remodelage anatomique détectable

9.2 Temps d'activation ventriculaire et dysfonctionnement hypertensif

L'activation commence du côté gauche du septum interventriculaire environ 0,015 seconde avant le côté droit. Cependant, comme la branche latérale gauche du faisceau de His pénètre dans le septum supérieur de la branche latérale droite, la plus grande épaisseur myocardique du septum latéral gauche et la première sortie du côté droit se trouvent dans la cavité médiane du ventricule droit ; cela facilite une activation plus rapide sur le septum droit, et la première direction de sortie du vecteur est essentiellement vers la cavité médiane droite.

Cette première onde électrique est assez importante car il s'agit de l'onde Q septale normale dans les dérivations I, aVL, V5 et V6. L'apex cardiaque se dépolarise immédiatement après le septum du ventricule droit qui réfléchit l'onde R sur le tracé ECG en dérivations I, II et III. La dépolarisation du ventricule droit se produit rapidement et se termine plus tôt que celui de gauche en raison de la structure musculaire plus fine du ventricule droit par rapport à celui de gauche. La troisième onde est la diffusion de la dépolarisation vers la paroi du ventricule gauche et coïncide avec l'amplitude de l'onde R en dérivation II et I et d'une onde S en III.

Le temps d'activation ventriculaire ou déviation intrinsèque est mesuré en millisecondes sur l'ECG à partir du début du complexe QRS jusqu'au pic de l'onde R (intervalle QR). Une étude prospective chez des patients avec un nouveau diagnostic souffrant d'hypertension non traitée a mis en évidence le rôle du temps d'activation ventriculaire et de la morphologie/durée de l'onde P pour la détection de la dysfonction diastolique.

Cette étude a validé le temps d'activation ventriculaire retardé dans le myocarde, à l'apparence structurellement normal, étant le seul marqueur ECG pour indiquer le degré de rigidité ventriculaire gauche dans la dysfonction diastolique.

9.3 L'onde P dans la dysfonction hypertensive

La force terminale de l'onde P enregistrée dans la dérivation V1 est considérée comme un marqueur ECG de nouvelle génération, avec une forte valeur pronostique pour les événements cardiovasculaires associés à l'hypertension. Cette force est définie comme le produit de l'amplitude de l'onde négative P dans V1 (c'est-à-dire chaque petit carré également mesuré en mm) et de la durée (ms).

Une valeur de référence négative des forces terminales de l'onde P supérieure et/ou égale à 40 mm/ms est à considérer comme un prédicteur d'arrêt cardiaque, d'hospitalisation pour insuffisance cardiaque et est associée à un risque accru de fibrillation auriculaire et d'ischémie cardiopathie. De plus, ce marqueur ECG important est associé à des événements cérébro-vasculaires ischémiques et non ischémiques.

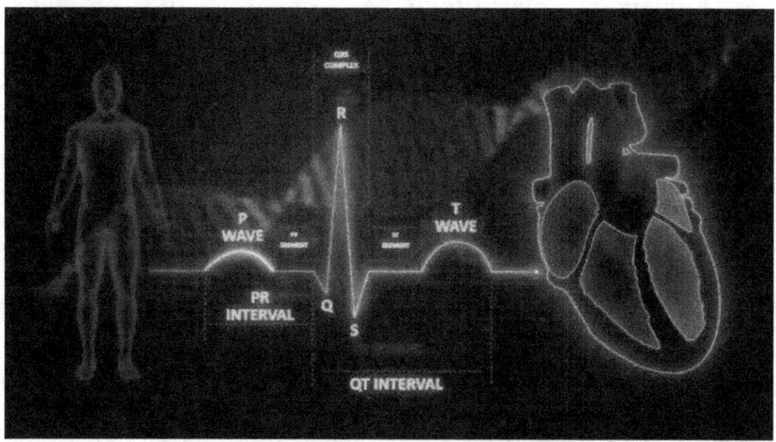

L'explication physiopathologique de l'effet réside dans le fait que l'hypertension est liée à la survenue d'un dysfonctionnement diastolique dû à des modifications de la pression auriculaire gauche, résultant de pressions diastoliques élevées du ventricule gauche. Ces changements, à leur tour, sont transmis à l'oreillette gauche, entraînant un étirement continu et la formation de cicatrices sur la paroi cardiaque auriculaire. De plus, les modifications auriculaires se produisent principalement de manière secondaire par rapport à la tension de pression transmise aux parois auriculaires en raison de l'augmentation de la résistance dans la phase initiale de remplissage diastolique.

Par la suite, la paroi auriculaire remodelée et modifiée géométriquement, peut gêner la propagation de l'impulsion électrique, conduisant à une augmentation de la tension et du temps de conduction et aux altérations décrites par le tracé ECG.

Une force terminale d'onde P modifiée reflète ces changements géométriques de la paroi auriculaire dans une phase de dysfonctionnement diastolique, en raison d'une propagation électrique retardée dans le tissu auriculaire. L'amplitude et la durée de l'onde P ont ensemble une valeur diagnostique plus élevée dans l'évaluation de la pression diastolique et de son éventuel dysfonctionnement, par rapport à la durée de l'onde P.

Par conséquent, la force terminale de l'onde P, comprise comme le rapport entre son amplitude et sa durée, est considérer comme un marqueur ECG validé, grâce à une série d'études qui ont comparé les valeurs de cet indice, avec des paramètres diastoliques traditionnelles évalués par échocardiographie.

9.4 Dispersion des ondes P dans la dysfonction hypertensive

La dispersion des ondes P est définie comme la différence en millisecondes entre la durée de l'onde P la plus longue et la durée de la plus courte sur un tracé ECG standard à 12 dérivations. La dispersion des ondes P a été largement étudiée dans diverses affections cardiovasculaires et non seulement cardiaques. Actuellement, cette mesure est considérée comme un indice non invasif utile pour évaluer le risque de développer une fibrillation auriculaire.

Dans la dysfonction hypertensive, la propagation de l'activité électrique à travers les oreillettes chez les patients hypertendus, provoque l'accumulation de tissu cicatriciel associée à une plus longue dispersion des ondes P liée aux paramètres de la fonction diastolique altérée. De plus, une altération de la dispersion des ondes P est également rapportée chez les patients présentant une dysfonction hypertensive précoce.

9.5 Remodelage électrique dans la dysfonction hypertensive

La dysfonction diastolique ventriculaire est une manifestation cardiaque précoce de l'hypertension qui précède la détection de l'hypertrophie ventriculaire gauche sur le tracé ECG. Le remodelage électrique consécutif à ces dysfonctionnements a un impact sur la vitesse de conduction et sur la propagation des impulsions, générant des complexes QRS de durée altérée.

Il est important de souligner que les critères de tension ECG bien connus dans l'hypertrophie ventriculaire gauche, induite par une hypertension artérielle de longue durée, ne peuvent pas identifier de manière indépendante les anomalies diastoliques. Le remodelage électrique cardiaque peut donc être associé à un dysfonctionnement cardiaque diastolique précoce (c'est-à-dire des retards de vitesse) et peut précéder toute augmentation de la masse ventriculaire gauche et le développement d'une hypertrophie ventriculaire gauche dans l'hypertension non diagnostiquée.

En effet, plusieurs études scientifiques menées sur des patients hypertendus soutiennent le fait que la dysfonction diastolique survient à un stade précoce au cours de l'hypertension et précède l'hypertrophie ventriculaire gauche mesurable.

L'importance du diagnostic de la dysfonction cardiaque diastolique est donc liée à la prévalence massive et large de l'hypertension. L'hypertension étant une maladie asymptomatique et insidieuse, les signes ECG précoces du remodelage électrique cardiaque représentent une richesse d'informations pour le diagnostic de la maladie et de toutes les altérations cardiaques qui lui sont associées aux différents stades de son développement.

CHAPITRE 10
Modifications de l'ECG associées aux médicaments et aux toxines

Il existe de nombreuses toxines et médicaments qui peuvent provoquer des modifications de l'ECG en cas de surdosage, même chez les patients sans antécédents de maladie cardiaque.

Le diagnostic et la prise en charge des patients présentant un ECG anormal généré par un état de toxicité spécifique peuvent être difficiles, même pour les médecins expérimentés. Il faut avoir une compréhension sérieuse de la physiologie cardiaque de base afin de comprendre les modifications de l'ECG associées à divers médicaments et toxines.

Les principaux mécanismes impliqués comprennent une action dépressive membranaire, et une action sur le système nerveux et ses sites d'action cardiovasculaire (bêta-bloquants et autres inhibiteurs sympathiques, substances sympathomimétiques, anticholinergiques et cholinomimétiques). De nombreuses toxines et médicaments ont des actions impliquant plus d'un de ces mécanismes, y compris l'hypoxie, les déséquilibres électrolytiques et métaboliques, et peuvent donc provoquer une combinaison de changements électrocardiographiques.

Au repos, la membrane cellulaire du myocarde est imperméable aux ions sodium chargés positivement (Na +). La membrane maintient un potentiel électrique négatif d'environ 90 mV dans le myocyte.

L'ouverture rapide des canaux Na+ et l'afflux massif de Na+ (phase 0 du potentiel d'action que nous avons rencontré précédemment) expliquent la dépolarisation au niveau de la membrane cellulaire cardiaque, provoquant la montée rapide du potentiel d'action cardiaque, qui est conduit à travers les ventricules et est exprimé comme le complexe QRS dans le tracé ECG.

L'interruption des canaux Na + et l'ouverture transitoire des canaux d'efflux potassiques (K +) marquent le pic le plus élevé du potentiel d'action.

Dans la phase suivante du potentiel d'action, il y a l'ouverture des canaux calciques lents (Ca2 +) qui détermine un afflux d'ions positifs avec un maintien constant du potentiel membranaire et la contraction conséquente du cœur.

La fin du processus cyclique du cœur est marquée par la fermeture des canaux Ca2+ et le début des canaux de sortie K+, qui permettent au potentiel d'action de revenir à l'état de repos de -90 mV. Cette sortie de K + de la cellule myocardique est directement responsable de l'intervalle QT sur le tracé ECG.

Au cours de la dernière phase du potentiel d'action de la cellule cardiaque, certaines fibres cardiaques permettent aux ions sodium de pénétrer dans la cellule, augmentant ainsi le potentiel membranaire à l'état de repos, également connu sous le terme de ; dépolarisation diastolique spontanée. Lorsque le seuil de potentiel de membrane est atteint, les canaux Na + s'ouvrent et un nouveau potentiel est généré.

La contraction du myocarde auriculaire et ventriculaire et la conduction dans le système His-Purkinje dépendent de l'entrée de sodium par les canaux sodiques rapides en phase 0 du potentiel d'action, contrairement à la conduction dans le nœud sino-auriculaire et le nœud auriculo-ventriculaire dépend de l'entrée de Ca2+ pendant la phase 0 par les canaux lents de Ca2+.

L'activité cardiaque est contrôlée, parmi les autres mécanismes, par le système nerveux autonome. Les fibres sympathiques augmentent la fréquence cardiaque, la vitesse de conduction des nœuds auriculo-ventriculaires et la contractilité myocardique. La noradrénaline libérée par les fibres postganglionnaires entraîne une interaction avec les récepteurs cardiaques bêta 1-adrénergiques, augmentant la perméabilité des cellules au Na+ et au Ca2+, avec une augmentation de la contractilité, de l'excitabilité et de la conduction. Les fibres parasympathiques postganglionnaires innervent le nœud sinusal et le nœud auriculo-ventriculaire. La stimulation des récepteurs muscariniques par la libération d'acétylcholine diminue l'excitabilité auriculaire et ralentit la conduction des impulsions vers les ventricules.

En cas de surdosage ou d'exposition toxique, des anomalies de l'ECG, en particulier des arythmies, sont produites par des effets sympathomimétiques directs ou indirects, des effets anticholinergiques, des effets d'altération de la régulation du système nerveux central sur le système autonome périphérique et une dépression de la membrane myocardique. La genèse des troubles du rythme chez le patient exposé à un surdosage médicamenteux repose sur les trois mécanismes du patient ischémique : formation d'impulsion anormale, conduction d'impulsion anormale et activité déclenchée. Les facteurs contribuant aux modifications de l'ECG sont l'hypotension, l'hypoxie, les déséquilibres acido-basiques et électrolytiques.

10.1 Médicaments membranaires et toxines

Les cardio-toxines sont responsables de modifications de l'ECG par une combinaison d'effets dépresseurs membranaires, de troubles autonomes et de modifications métaboliques. La gravité d'un bloc de conduction induit par la toxine varie en fonction de la toxine impliquée et de son site d'action.

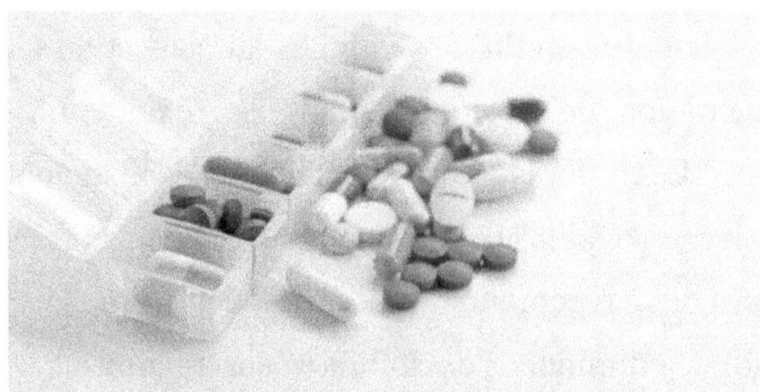

10.1.1 Bloquants des canaux sodiques

L'inhibition des canaux Na + rapides, en phase 0 du potentiel d'action, diminue la vitesse de montée et l'amplitude du potentiel d'action dans les fibres de Purkinje et dans les cellules myocardiques auriculaires et ventriculaires. En conséquence, la montée de la dépolarisation est ralentie et le complexe QRS devient plus grand. En situation toxicologique, l'élargissement du complexe QRS probablement dérive directement du blocage du canal Na + ou indirectement de l'hyperkaliémie induite par la toxine.

Les principaux changements de l'ECG à la suite d'un traitement par inhibiteurs sodiques sont :

- Elargissement du complexe QRS ;
- le bloc de branche droite ;
- Augmentation de l'onde R dans la dérivation aVR ;
- Déviation droite de l'axe QRS ; Tachycardie ventriculaire (TV) et fibrillation ventriculaire (FV), bradycardie avec un grand complexe QRS ;
- Asystolie ;
- Modifications du segment ST et de l'onde T compatibles avec un syndrome ischémique.

Le blocage direct des canaux Na + cardiaques induit par la toxine provoquera un élargissement du complexe QRS et a été décrit comme un effet stabilisant la membrane, un effet anesthésique local. Certains médicaments de cette catégorie peuvent également affecter d'autres transferts de ions myocardiques, tels que l'afflux de Ca2+ et l'efflux de K+.

D'autres configurations anormales du complexe QRS sont également possibles. Dans les cas graves, l'élargissement du complexe QRS devient si profond qu'il est impossible de distinguer l'origine de la perturbation du rythme.

L'élévation de l'onde R en aVR supérieure ou égale à 3 mm est la seule variable ECG qui indique de manière significative le risque de convulsions et d'arythmies dans les intoxications aiguës par les antidépresseurs tricycliques. De plus, un allongement de l'intervalle QT peut survenir avec une intoxication aux antidépresseurs tricycliques, ainsi qu'une déviation de 40 ms de l'axe terminal et de l'axe QRS du plan frontal vers la droite. La prolongation continue du complexe QRS peut entraîner un schéma d'onde sinusoïdale et une éventuelle asystolie. Les bloqueurs des canaux Na + peuvent provoquer un ralentissement de la conduction intraventriculaire, un blocage unidirectionnel, le développement d'un circuit réentrant. Étant donné que de nombreux agents bloquant les canaux Na + ont également des effets anticholinergiques ou sympathomimétiques, les bradyarythmies sont rares.

Dans l'empoisonnement de Na + avec des médicaments anticholinergiques et sympathomimétiques, l'association d'un grand complexe QRS et d'une bradycardie est un signe d'empoisonnement grave, indiquant que le blocage du canal Na + est si profond qu'il n'y a pas de tachycardie, malgré un antagonisme muscarinique clinique ou un antagonisme adrénergique. Cependant, une bradycardie peut survenir en raison de la dépolarisation ralentie des cellules du pacemaker qui dépend de l'entrée des ions Na +.

10.1.2 Bloqueurs lents des canaux calciques (BCC)

Tous les BCC inhibent le canal calcique de type L sensible à la tension (Ca2 +) à l'intérieur de la membrane cellulaire. Dans les cellules du stimulateur cardiaque du nœud sinusal et du nœud auriculo-ventriculaire, le canal ionique principal, qui contrôle la dépolarisation, est le canal Ca2+ lent. Lorsqu'il est inhibé, il y a un ralentissement ou une inhibition du tissu spécialisé pour conduire une impulsion.

Les modifications de l'ECG à la suite de ces médicaments sont :

- Bradycardie sinusale ;
- Tachycardie réfléchie (par exemple, nifédipine) Différents degrés de bloc AV ;
- Arrêt sinusal avec rythme jonctionnel AV
- Asystolie
- Complexe QRS large
- Changements ST/T

La bradycardie sinusale survient initialement dans la toxicité du BCC, suivie de divers degrés de bloc auriculo-ventriculaire. Un grand complexe QRS peut apparaître, causé par des rythmes d'échappement ventriculaires ou un blocage induit par le BCC du canal Na + qui retarde la phase 0 de dépolarisation. Des transitions soudaines de bradyarythmies à un arrêt cardiaque ont été rapportées.

De plus, des modifications de l'ECG associées à une ischémie cardiaque peuvent survenir à la suite d'une hypotension et de modifications de l'état cardiovasculaire, en particulier chez les patients présentant une maladie cardiaque préexistante.

10.1.3 Bloqueurs des canaux potassiques vers l'extérieur

Les médicaments de la catégorie des bloqueurs d'efflux de K +, bloquent le flux de K + vers l'extérieur des espaces intracellulaires vers les espaces extracellulaires. Le blocage des flux de K+ vers l'extérieur peut prolonger le potentiel d'action du cycle cardiaque. La principale manifestation électrocardiographique est l'allongement de l'intervalle QT (supérieur à 0,45 seconde chez l'homme et 0,47 seconde chez la femme).

La repolarisation retardée fait que la cellule du myocarde a moins de différence de charge à travers sa membrane, et l'activation du courant de dépolarisation interne (post-dépolarisation précoce) se produit, qui apparait sur l'ECG comme des ondes U proéminentes. Cela peut favoriser l'activité déclenchée, qui peut potentiellement progresser vers la réentrée. Le blocage induit par la toxine des canaux de sortie K + pendant la phase 3 du potentiel d'action correspondant à la repolarisation et à l'allongement de l'intervalle QT peut mettre le patient en danger.

Modifications de l'ECG associées à l'effet des inhibiteurs potassiques vers l'extérieur :

- Allongement de l'intervalle QT ;

- Anomalies des ondes T ou U ;

- Battements ventriculaires prématurés suivis d'une tachycardie sinusale

Beaucoup de ces médicaments ont d'autres effets pouvant entraîner des changements électrocardiographiques importants, tels que les antipsychotiques, qui peuvent provoquer un blocage des récepteurs muscariniques de l'acétylcholine et alpha-adrénergiques et un blocage des canaux K +, Na + et Ca2 + des cellules cardiaques. Ces effets conduisent à une tachycardie sinusale (secondaire à l'effet anticholinergique) ou à une tachycardie réflexe (secondaire à un bloc alpha-adrénergique).

10.1.4 Bloqueurs de l'ATPase sodium-potassium

Les glycosides cardiaques inhibent la pompe Na + / K + adénosine tri phosphatase (Na + / K + ATPase). Il en résulte une inhibition du transport actif de Na+ et K+ à travers la membrane cellulaire, le Na+ intracellulaire augmente et l'échangeur Na+/Ca2+ est activé secondairement. Le niveau intracellulaire de Ca2+ augmente et augmente également l'activité des myofibrilles dans les myocytes cardiaques, ce qui se traduit par un effet inotrope positif et une plus grande automaticité.

Les glycosides cardiaques augmentent également le tonus vagal, ce qui peut entraîner une dépression directe du nœud auriculo-ventriculaire. Les dérivés de la digitale à doses thérapeutiques sont utilisés pour augmenter la contractilité myocardique ou ralentir la conduction auriculo-ventriculaire. Ils modifient l'ECG avec des changements appelés « effet numérique », exprimés par des ondes T anormales inversées ou aplaties associées à une dépression du segment ST (plus prononcée dans les dérivations avec des ondes R élevées), un raccourcissement de l'intervalle QT (en raison d'une diminution temps de repolarisation), allongement de l'intervalle

PR (activité vagale accrue) et ondes U proéminentes. Modifications de l'ECG associées aux bloqueurs de l'ATPase sodium-potassium :

- Activité excitante : battements prématurés auriculaires et jonctionnels, tachycardie auriculaire, flutter auriculaire (rare), rythmes jonctionnels accélérés ;
- Activité suppressive : bradycardie sinusale, bloc sino-auriculaire, bloc auriculo-ventriculaire, blocs de branche ;
- Combinaison de ceux-ci : tachycardie auriculaire avec bloc auriculo-ventriculaire, bradycardie sinusale avec tachycardie jonctionnelle.

Les anomalies électrocardiographiques avec toxicité des glycosides cardiaques sont le résultat d'une augmentation de l'automaticité (provenant d'une augmentation du Ca^{2+} intracellulaire) accompagnée d'un ralentissement de la conduction à travers le nœud auriculo-ventriculaire. Dans 10 à 15 % des cas, les rythmes ectopiques seront le premier signe d'intoxication. Le bloc auriculo-ventriculaire ou une augmentation de l'automaticité ventriculaire sont les manifestations les plus courantes de la toxicité de la digoxine et se sont avérés survenir dans 30 à 40 % des cas vérifiés de toxicité.

Les arythmies non spécifiques consistent en des contractions ventriculaires prématurées (en particulier gémellaires et multiformes), un bloc auriculo-ventriculaire du premier, deuxième et troisième degré, une bradycardie sinusale, une tachycardie sinusale, un bloc ou un arrêt sino-auriculaire, une fibrillation auriculaire avec réponse ventriculaire lente, une tachycardie auriculaire, un échappement jonctionnel, auriculo-ventriculaire dissociation.

10.2 Médicaments et toxines qui affectent le système nerveux autonome

En cas d'intoxication aiguë, les modifications de l'ECG, en particulier les arythmies, peuvent s'expliquer par des effets sympathomimétiques directs ou indirects, des effets anticholinergiques et les effets d'une altération de la régulation du système nerveux central (SNC) de l'activité autonome périphérique. Les fibres sympathiques innervent la plupart des parties du cœur.

Les fibres postganglionnaires libèrent de la noradrénaline, qui interagit avec les récepteurs cardiaques bêta 1-adrénergiques, pour augmenter la perméabilité au Na + et au Ca2 +, entraînant ainsi une augmentation de l'excitabilité, de la conduction et de la contractilité.

Les fibres vagales postganglionnaires parasympathiques libèrent localement de l'acétylcholine. La stimulation vagale des récepteurs muscariniques diminue principalement l'excitabilité des oreillettes, et ralentit la conduction de l'influx dans les ventricules, jusqu'à un blocage complet de la transmission dans le nœud auriculo-ventriculaire, avec des effets directs modestes sur la contractilité.

10.2.1 Bêta-bloquants (BB)

Les BB inhibent de manière compétitive divers récepteurs βadrénergiques. Et ils peuvent provoquer une bradycardie sinusale chez les individus prédisposés. Les arythmies sévères résultent d'une intoxication par des composés purement anticholinergiques, en particulier chez les patients présentant une cardiopathie ischémique sous-jacente (par exemple, une tachycardie auriculaire). En cas de surdosage aigu en BB, les effets les plus prononcés sont la bradycardie (due à une diminution de la fonction du nœud sino-auriculaire), divers degrés de bloc auriculo-ventriculaire et l'hypotension. L'inhibition du système de conduction provoque le plus souvent un bloc auriculo-ventriculaire du premier degré, mais des niveaux de toxicité plus élevés peuvent favoriser un bloc auriculo-ventriculaire du deuxième et du troisième degré, des rythmes jonctionnels et des retards de conduction intraventriculaire.

Trois bêta-bloquants sont connus pour allonger les intervalles QTc : le Sotalol, le Propranolol et l'Acébutolol. Le sotalol bloque les canaux K+, prolongeant ainsi le potentiel d'action et la durée de repolarisation. L'allongement de l'intervalle QTc prédispose le patient aux tachyarythmies ventriculaires, qui ont été décrites aussi bien après surdosage en sotalol qu'après administration thérapeutique. Un surdosage en propranolol a entraîné un allongement de l'intervalle QT en de rares occasions.

Ces médicaments sont utilisés pour leur action antihypertensive, expliquée par les effets agonistes alpha 2-adrénergiques centraux et périphériques. En cas de surdosage aigu, ils provoquent des modifications de l'ECG, ainsi qu'une hypotension et une insuffisance cardiaque. Des arrêts cardiaques ont été décrits chez des adultes intoxiqués à la clonidine. Les décongestionnants en vente libre contiennent généralement des dérivés d'imidazoline (nazoline, tétrahydrozoline, oxymétazoline et xylométazoline), et peuvent provoquer une toxicité systémique après exposition topique ou ingestion, avec des effets sympatholytiques, tels que bradyarythmies et hypotension, liés à la stimulation centrale des récepteurs alpha 2-adrénergique et imidazoline.

10.2.2 Toxicité sympathomimétique

L'hyperactivité sympathique peut être causée par un certain nombre de drogues et de toxines telles que les drogues illicites et les solvants hydrocarbonés, mais aussi par des syndromes d'abstinence aux sédatifs. Les modifications typiques de l'ECG sont une tachycardie sinusale et auriculaire, et parfois des arythmies ventriculaires (en cas d'exposition massive). La tachycardie sinusale peut être la première manifestation de l'exposition à un sympathomimétique.

Soit à la suite d'un excès de catécholamines circulantes observé avec la cocaïne et les sympathomimétiques, soit ou à une sensibilisation myocardique secondaire aux hydrocarbures halogénés ou à l'hormone thyroïdienne, soit à l'augmentation de l'activité du second messager secondaire à la théophylline, les effets ionotropes et chronotropes extrêmes provoquent des arythmies.

Une repolarisation altérée, une augmentation des concentrations intracellulaires de Ca2 + ou une ischémie myocardique peuvent provoquer une arythmie. De plus, la cocaïne qui produit une ischémie myocardique focale peut entraîner des arythmies ventriculaires malignes. À fortes doses, associée à sa puissante action sympathomimétique, la cocaïne bloque les canaux Na + rapides dans le myocarde, avec une dépression de la dépolarisation et un ralentissement de la vitesse de conduction, qui se manifeste sur l'ECG avec des intervalles PR, QRS et QT prolongés.

10.2.3 Toxicité anticholinergique

Il existe de nombreux médicaments anticholinergiques et toxines qui peuvent être ingérés et produire des anomalies de l'ECG (antihistaminiques, antidépresseurs tricycliques, antipsychotiques, certaines plantes et champignons toxiques).

Ils provoquent une tachycardie sinusale dans la plupart des cas. Les arythmies sévères résultent d'une intoxication par des composés purement anticholinergiques, en particulier chez les patients présentant une cardiopathie ischémique sous-jacente (par exemple, tachycardie auriculaire et battements ventriculaires prématurés). L'atropine, par exemple, augmente la demande en oxygène du myocarde, secondaire à la tachycardie et peut entraîner une fibrillation chez les patients après un infarctus du myocarde.

10.2.4 Produits naturels

De nombreux produits naturels et toxines ont des effets cardiovasculaires, qui entraînent des modifications de l'ECG. Les manifestations myocardiques cliniques et histologiques de la piqûre de scorpion ressemblent à celles de la perfusion de catécholamines. L'infarctus du myocarde a été documenté dans l'empoisonnement par le scorpion avec un mécanisme physiopathologique impliquant le myocarde.

Il a également été suggéré que l'excès de catécholamines serait impliqué dans la pathogenèse du syndrome clinique produit par les morsures de veuves noires, tandis que chez les patients atteints de piqûres d'hyménoptères, l'histamine joue un rôle dans la pathogenèse.

L'empoisonnement de poisson a de multiples mécanismes pathogéniques, selon la toxine impliquée. Certaines de ces toxines sont thermostables, donc insensibles à la cuisson et à l'acide gastrique, tandis que d'autres produisent des empoisonnements dus à une mauvaise manipulation du poisson.

L'empoisonnement à l'aconit résulte des alcaloïdes contenus dans les thés et les herbes, qui ne sont pas suffisamment bouillis avant ingestion, tels que l'aconitine et la mésaconitine. L'aconitine a des propriétés de liaison aux canaux Na + (les maintenant en position ouverte), ce qui explique, en partie, sa toxicité neurologique et cardiovasculaire (effets cardiodépresseurs).

La stimulation vagale est également impliquée dans la pathogenèse de l'empoisonnement à l'aconitine. L'aconitine a tendance à provoquer une post-dépolarisation précoce et retardée dans les myocytes ventriculaires, ce qui peut être dû à une augmentation du Ca2 + et du Na + intracellulaires.

10.2.5 Abus de drogues

Certaines des drogues les plus couramment consommées sont l'alcool, la nicotine, la marijuana, les amphétamines, la cocaïne, les alcaloïdes de l'opium et les opioïdes synthétiques, le gamma-hydroxybutyrate, la 3,4-méthylènedioxy-méthamphétamine (MDMA, ecstasy) et la phencyclidine. L'abus de drogues peut entraîner des dommages aux organes, une dépendance et des comportements perturbés.

Certaines drogues illicites, telles que l'héroïne, le diéthylamide de l'acide lysergique et le chlorhydrate de phencyclidine, n'ont aucun effet thérapeutique reconnu chez l'homme. La toxicité cardiovasculaire des drogues illicites repose sur de multiples mécanismes physiopathologiques.

Les amphétamines et les médicaments apparentés activent le système nerveux sympathique par la stimulation du système nerveux central, la libération périphérique de catécholamines, l'inhibition de la recapture neuronale des catécholamines et l'inhibition de la monoamine oxydase.

La cocaïne est l'une des drogues les plus consommées. Les signes cardiovasculaires de toxicité apparaissent rapidement après le tabagisme ou l'injection intraveineuse (médiée par une hyperactivité sympathique). Le spasme et/ou la thrombose des artères coronaires peuvent provoquer un infarctus du myocarde, même chez les patients sans maladie coronarienne. Une douleur thoracique avec des signes électrocardiographiques d'ischémie ou de crise cardiaque chez une personne jeune et par ailleurs en bonne santé suggère la consommation de cocaïne. À faibles doses, une bradycardie sinusale et des rythmes ectopiques surviennent, en raison des propriétés anesthésiques locales de la cocaïne et de ses effets sur les catécholamines. A fortes doses, la cocaïne produit un blocage direct des canaux Na+ et K+. Une plus grande stimulation sympathique augmentera le Ca2 + intracellulaire dans les cellules du myocarde et augmentera l'automaticité, conduisant à une post-dépolarisation et à des rythmes ectopiques.

Le cannabinoïde delta 9-tétrahydrocannabinol (THC) est le principal constituant psychoactif du cannabis (la marijuana se compose des feuilles et des parties florales de la plante). La toxicité cardiovasculaire est liée à la dose et s'explique par la stimulation du système nerveux autonome, impliquant à la fois les voies parasympathique et sympathique. Les effets ont tendance à être plus graves chez les patients présentant une maladie cardiovasculaire préexistante (par exemple, une augmentation significative du risque d'infarctus du myocarde a été signalée dans l'heure suivant la consommation de marijuana).

Les opiacés sont un groupe de composés naturels dérivés du jus du pavot Papaver somniferum. Le terme opioïde fait référence à ces dérivés et à d'autres dérivés naturels de l'opium naturel (par exemple, morphine, héroïne, codéine et hydrocodone) ou les opiacés synthétiques (par exemple, fentanyl, butorphanol, mépéridine, méthadone et propoxyphène) . En général, les opioïdes partagent la capacité de stimuler un certain nombre de récepteurs opiacés spécifiques dans le SNC. Avec un surdosage léger ou modéré, le pouls a diminué. Une cardiotoxicité similaire à celle observée avec les antidépresseurs tricycliques et la quinidine peut survenir chez les patients présentant une intoxication sévère au propoxyphène.

La toxicité de l'héroïne est associée à des modifications de l'ECG, telles que des anomalies des ondes ST/T non spécifiques, un bloc auriculo-ventriculaire du premier degré, une fibrillation auriculaire, des intervalles QTc prolongés et des troubles du rythme ventriculaire. Les troubles électrolytiques et métaboliques, l'hypoxie ou les adultérant (par exemple la quinine) présents dans les drogues illicites contribuent à la pathogenèse de ces anomalies cardiovasculaires.

L'ECG est une source précieuse d'informations chez les patients intoxiqués et a le potentiel d'améliorer et de cibler leurs soins.

S'il paraît évident qu'un ECG est nécessaire après exposition à un médicament utilisé pour des indications cardiovasculaires, de nombreux médicaments qui n'ont pas d'effets cardiovasculaires évidents à dose thérapeutique deviennent cardio-toxiques en cas de surdosage.

CHAPITRE 11
Étude approfondie des pathologies détectées par l'ECG

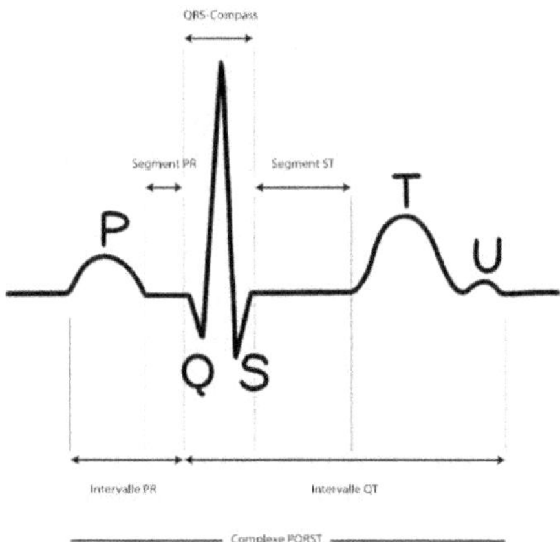

Voyons quelles sont les caractéristiques des pathologies reconnues par l'ECG. L'électrocardiogramme permet d'identifier et de reconnaître avec précision les modifications du rythme cardiaque. Ces derniers surviennent généralement à la suite d'une conduction altérée de l'influx nerveux à travers le myocarde ou à la suite de douleurs cardiaques, telles qu'une crise cardiaque ou une cardiomyopathie.

Les principales arythmies sont les extrasystoles, les tachycardies paroxystiques, le flutter et la fibrillation. Les arythmies les plus fréquentes sont essentiellement le flutter et la fibrillation auriculaire (FA).

11.1 Le flutter auriculaire

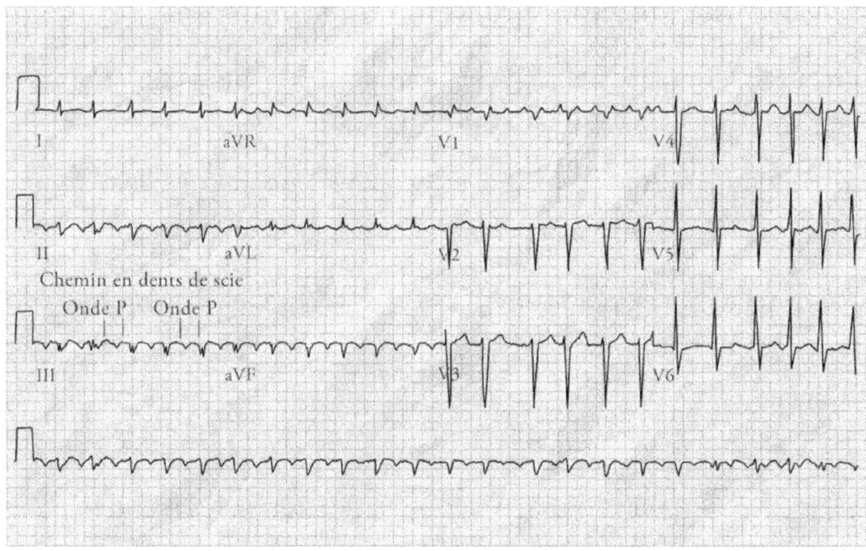

Elles surviennent chez les patients âgés, chez les patients avec cardiopathie associée et sont plus dangereuses pour le risque d'embolie, car si les oreillettes se contractent de manière irrégulière et chaotique, comme dans la FA, l'activité mécanique de l'oreillette est compromise ; si l'oreillette se contracte très rapidement, ne parvient pas à bien vider le sang et donc que le sang stagne, il est possible que de petits caillots sanguins se forment et puissent ensuite partir du cœur et passer par l'aorte jusqu'à la périphérie, donc il peut y avoir des troubles cérébraux embolie, embolie coronarienne qui provoque une crise cardiaque en fermant une coronaire, ou périphérique en fermant un vaisseau périphérique. La fibrillation auriculaire est une arythmie qui rend le cœur très rapide et irrégulier. Il peut avoir les caractéristiques d'un phénomène sporadique ou d'un phénomène chronique. S'il est sporadique, il est généralement aussi très intense ; si elle est chronique, elle est généralement d'intensité réduite.

La fibrillation auriculaire est causée par une génération anormale d'impulsions qui contractent les oreillettes du cœur. Cette génération anormale fait en effet subir aux parois des cavités auriculaires des contraintes continues et incessantes.

Pendant la fibrillation auriculaire, les oreillettes ont un taux de contraction d'environ 350 à 400 battements par minute. Cette augmentation de la fréquence contractile des oreillettes se répercute sur les ventricules, modifiant également fortement leur fréquence de contraction. L'électrocardiogramme d'une personne atteinte de fibrillation auriculaire montre l'absence d'ondes P qui dénote le défaut de contraction des oreillettes, typique de la fibrillation auriculaire. Il existe des sections droites irrégulières et des complexes QRS de forme irrégulière. Pendant le flutter auriculaire, contrairement à la fibrillation auriculaire, l'activité électrique dans les oreillettes est coordonnée. Par conséquent, les oreillettes se contractent mais à un rythme beaucoup plus élevé (250-350 battements par minute), ce qui empêche la conduction de toute impulsion unique à travers le nœud auriculo-ventriculaire vers les ventricules. Chez la majorité des individus non traités, un battement cardiaque sur deux atteint les ventricules, ce qui entraîne une fréquence ventriculaire d'environ 150 battements par minute. La fibrillation auriculaire ou flutter auriculaire peut survenir même en l'absence d'autres maladies cardiaques. Le plus souvent, ces arythmies sont causées par des pathologies telles que l'hypertension artérielle, les maladies coronariennes, les valvulopathies touchant la valve mitrale et/ou tricuspide, l'abus d'alcool, l'hyperactivité thyroïdienne (hyperthyroïdie) et enfin d'éventuelles malformations cardiaques. Les cardiopathies valvulaires et l'hypertension artérielle provoquent une dilatation des oreillettes, ce qui rend la fibrillation auriculaire ou le flutter plus probable. En cas de complications, des caillots sanguins dans les oreillettes ou une fréquence cardiaque élevée peuvent survenir, entraînant une réduction du débit cardiaque. En cas de fibrillation auriculaire ou de flutter auriculaire, la vidange auriculaire dans les ventricules ne se produit pas complètement. Au fil du temps, une certaine quantité de sang peut stagner à l'intérieur des oreillettes, ce qui permet la formation de caillots sanguins. Parfois, le caillot peut se fragmenter, souvent peu de temps après la fin de la fibrillation auriculaire et le rétablissement d'un rythme normal, soit spontanément, soit grâce à une thérapie. Les fragments peuvent passer dans le ventricule gauche, traverser la circulation sanguine (provoquant une embolie) et obstruer une petite artère. Si les fragments d'un caillot obstruent une artère cérébrale, un accident vasculaire cérébral se produit. Rarement, un accident vasculaire cérébral est le premier symptôme de la fibrillation auriculaire ou du flutter.

Lorsque la fibrillation auriculaire où le flutter auriculaire induit une augmentation excessive de la fréquence cardiaque, les ventricules n'ont pas le temps de se remplir complètement de sang. Le non-remplissage complet entraîne une réduction de la quantité de sang pompé par le cœur. Cette baisse peut entraîner une baisse de la pression artérielle avec pour conséquence l'apparition d'une insuffisance cardiaque. Compte tenu du risque d'accumulation de sang dans les oreillettes cardiaques et de formation de caillots, la fibrillation auriculaire est un facteur de risque élevé d'accident vasculaire cérébral. Les symptômes de la fibrillation auriculaire ou du flutter auriculaire dépendent en grande partie du taux de contraction ventriculaire. Lorsque la fréquence ventriculaire est normale ou seulement légèrement augmentée (moins d'environ 120 battements par minute), la personne reste généralement asymptomatique. Des taux plus élevés provoquent une perception inconfortable du rythme cardiaque (palpitations), une respiration sifflante ou des douleurs thoraciques. Ce test permet aux médecins d'évaluer les valves cardiaques et de vérifier la présence de caillots sanguins dans les oreillettes. Généralement, des tests sanguins sont également ordonnés pour vérifier l'hyperthyroïdie. Comment traiter la fibrillation auriculaire et le flutter auriculaire ?

- ralentir le rythme cardiaque ;

- Utilisation d'anticoagulants ;
- Rétablissement d'un rythme cardiaque normal ;
- Ablation.

En cas de fibrillation auriculaire ou de flutter auriculaire, le traitement vise à contrôler le taux de contraction ventriculaire, à rétablir un rythme cardiaque normal et à traiter la pathologie responsable de l'arythmie. Des médicaments peuvent également être administrés pour prévenir la formation de caillots sanguins et d'emboles (anticoagulants ou aspirine). Le traitement de la maladie sous-jacente est important, mais il n'améliore pas toujours les arythmies auriculaires. Cependant, le traitement de l'hyperfonctionnement thyroïdien, ainsi que les interventions correctives d'une valvulopathie ou d'une cardiopathie congénitale, peuvent être utiles. Habituellement, la première étape du traitement de la fibrillation auriculaire ou du flutter auriculaire consiste à ralentir la fréquence ventriculaire afin que le cœur pompe le sang plus efficacement. En règle générale, les médicaments peuvent ralentir les ventricules. Souvent, le premier médicament essayé est un bloqueur des canaux calciques, comme le diltiazem ou le vérapamil, qui peut ralentir la conduction des impulsions vers les ventricules. Un bêta-bloquant, tel que le propranolol ou l'aténolol, peut être utilisé. Chez les personnes souffrant d'insuffisance cardiaque, la digoxine peut être administrée. La fibrillation auriculaire ou flutter auriculaire peut se transformer spontanément en un rythme cardiaque normal. Chez certaines personnes, ces arythmies doivent être activement converties en un rythme normal (cardioversion). Cette population particulière comprend les personnes chez qui la fibrillation auriculaire ou le flutter auriculaire provoque une insuffisance cardiaque ou d'autres symptômes de faible débit cardiaque. Avant de rétablir un rythme normal, car il existe un risque d'éclatement d'un caillot sanguin entraînant un AVC converti, des mesures doivent être prises pour prévenir la formation de caillots. Si la fibrillation auriculaire ou le flutter auriculaire est présent depuis plus de 48 heures, les médecins administrent un anticoagulant, tel que la warfarine, pendant 3 à 4 semaines avant d'essayer de convertir. Alternativement, ils peuvent administrer un anticoagulant à action brève, tel que l'héparine, et soumettre le patient à un échocardiogramme. Si l'échocardiogramme ne montre pas la présence de caillots dans le cœur, le patient peut subir une conversion immédiate. Si le rythme est clairement présent depuis moins de 48 heures, le patient n'a pas besoin d'anticoagulation avant la conversion. Cependant, l'anticoagulant doit être pris pendant au moins 4 semaines après la conversion chez la plupart des sujets.

Les méthodes de conversion incluent :

- Choc électrique (cardioversion synchronisée) ;
- Médicaments.

Un choc électrique au cœur est l'approche la plus efficace. Le choc électrique est synchronisé pour n'être délivré qu'à un certain point de l'activité électrique cardiaque (cardioversion synchronisée), afin qu'il n'induise pas de fibrillation ventriculaire. La cardioversion est efficace dans 75 à 90 % des cas.

Certains médicaments antiarythmiques (le plus souvent amiodarone, flécaïnide, procaïnamide, propafénone ou sotalol) peuvent également rétablir un rythme normal. Cependant, ces médicaments ne sont efficaces que chez 50 à 60 % des personnes et provoquent souvent des effets secondaires.

La conversion à un rythme normal par tous les moyens devient moins probable avec le passage du temps (surtout après 6 mois ou plus à partir du début de l'arythmie), la dilatation progressive des oreillettes et l'aggravation de la maladie. Lorsque la cardioversion est réussie, le risque de rechute reste élevé, même lorsque les sujets prennent un médicament spécifique à titre préventif (c'est-à-dire l'un des médicaments utilisés pour convertir l'arythmie en un rythme normal). Le diagnostic de flutter auriculaire est basé sur l'ECG à 12 dérivations ou sur l'ECG selon Holter, qui met en évidence l'activation auriculaire avec le schéma typique en dents de scie (appelées ondes F). En cas de flutter auriculaire, les oreillettes se dépolarisent à un rythme de 250-350 battements/min. Le nœud auriculo-ventriculaire étant incapable de conduire à cette vitesse, les impulsions sont conduites vers les ventricules selon un rapport de conduction qui peut être fixé, donnant un rythme ventriculaire régulier (par exemple dans le cas d'une conduction 2 : 1, avec FC 150 bpm) ou variable d'instant en instant, selon des rapports de conduction variables (3 : 1, 4 : 1, ou 5 : 1), donnant un rythme ventriculaire tantôt régulier tantôt irrégulier.

11.2 Fibrillation ventriculaire

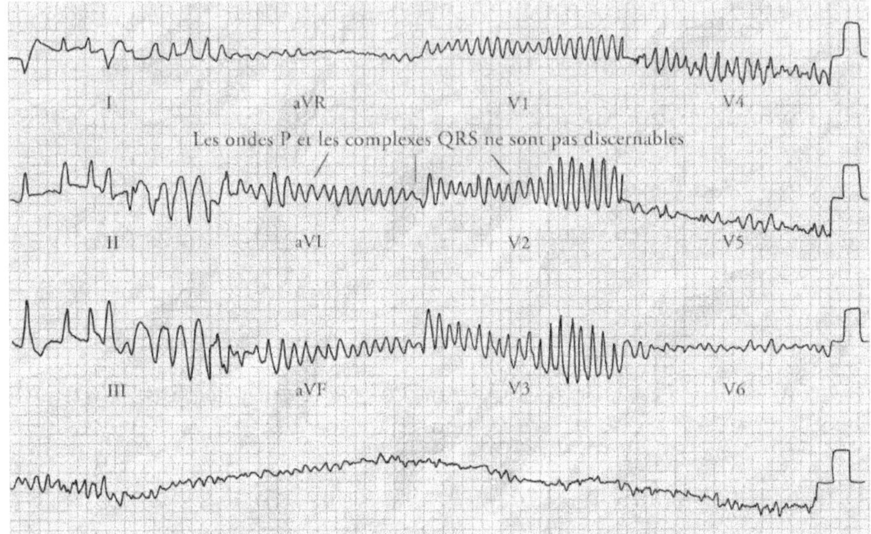

La fibrillation ventriculaire est un rythme cardiaque chaotique et désorganisé qui provient des ventricules. La rapidité et la désorganisation de l'impulsion électrique rendent les contractions myocardiques inefficaces d'un point de vue hémodynamique (le cœur est incapable d'expulser le sang à l'intérieur de la circulation artérielle), conduisant ainsi à la configuration de l'arrêt cardiocirculatoire : la pression artérielle s'effondre à zéro et le patient perd connaissance. Cette arythmie, si elle n'est pas traitée rapidement par réanimation et défibrillation externe, peut rapidement entraîner la mort. La fibrillation ventriculaire peut avoir plusieurs causes. La cause la plus fréquente est l'ischémie myocardique aiguë (infarctus du myocarde) : dans un faible pourcentage de cas, elle peut représenter le début d'un infarctus du myocarde. Deuxièmement, la fibrillation ventriculaire peut survenir chez les patients atteints d'une cardiopathie structurelle prédisposée aux arythmies ventriculaires (comme la cardiomyopathie dilatée, la cardiomyopathie hypertrophique, la dysplasie ventriculaire droite arythmogène, la non-compaction ventriculaire).

Dans certains cas, il peut affecter des patients avec un cœur structurellement normal mais souffrant d'arythmogènes héréditaires (tels que le syndrome du QT long, le syndrome de Brugada, la tachycardie ventriculaire polymorphe catécholaminergique) ; lorsque la fibrillation ventriculaire ne reconnaît pas une cause déclenchante spécifique, on parle de fibrillation ventriculaire idiopathique. La fibrillation ventriculaire, si elle n'est pas traitée, entraîne la mort en quelques minutes. Par conséquent, le diagnostic n'est possible que chez les quelques patients atteints d'arythmie à l'hôpital et surveillés, ou dans les rares cas où le patient est réanimé en milieu extrahospitalier et un moniteur ECG ou défibrillateur est réalisé. Sauf si la cause de la fibrillation ventriculaire est clairement reconnaissable et peut être éliminée avec certitude (par exemple avec une reperfusion myocardique en cas d'infarctus, ou une ablation par cathéter en cas de dégénérescence des tachycardies ventriculaires monomorphes récurrentes), les patients survivants doivent subir une implantation du défibrillateur cardiaque en prévention secondaire.

En fin de compte, à l'ECG, on constate que l'onde P est indiscernable en raison du rythme chaotique, tout comme l'onde T, l'intervalle PR / PQ ne peut pas être détecté.

11.3 Le bloc auriculo-ventriculaire

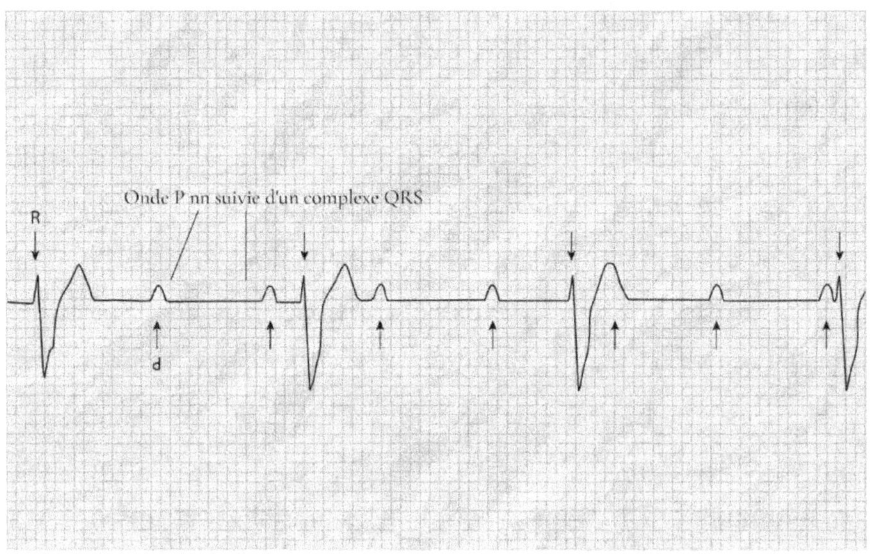

Le rythme cardiaque normal provient du nœud sinusal, qui est un groupe de cellules spéciales situées dans l'oreillette droite, l'une des deux cavités supérieures du cœur. L'impulsion électrique se propage ensuite par des voies prédéfinies (le système de conduction auriculo-ventriculaire du cœur) semblables à des fils électriques spéciaux. Dans la partie centrale du cœur, entre les chambres supérieure et inférieure, se trouve le fil principal (constitué du nœud auriculo-ventriculaire et du faisceau de His). À partir de ce fil, dans la partie inférieure, se détachent deux autres (appelés respectivement branches droite et gauche). Pour différentes raisons, le système de conduction auriculo-ventriculaire peut occasionnellement se bloquer entraînant un ralentissement anormal du rythme cardiaque de courte durée. Aux derniers stades de la maladie, le système de conduction auriculo-ventriculaire peut devenir incapable de transmettre le battement ; cela peut donner lieu à des pauses très prolongées entre une contraction cardiaque et la suivante. Dans cette situation, la contraction sera générée par d'autres groupes de cellules situées dans une partie du cœur. Le blocage des impulsions survient lorsque le fil central (le nœud auriculo-ventriculaire ou le faisceau de His) est endommagé. Lorsque la maladie ne touche qu'une des branches (droite ou gauche), le patient n'aura pas de ralentissements du rythme cardiaque (la transmission de l'influx est assurée par l'autre branche). Ceux-ci apparaîtront évidemment en cas de dommages aux deux branches. Le rythme cardiaque ralenti ou les pauses prolongées entre une contraction cardiaque et la suivante provoquent une réduction transitoire ou un arrêt du flux sanguin vers les organes. Quelles sont les causes du bloc ventriculaire auriculaire ? Le bloc auriculo-ventriculaire est souvent dû au vieillissement et peut être lié à différentes maladies cardiaques ou à une chirurgie cardiaque. Les principaux symptômes du bloc ventriculaire auriculaire sont les suivants : fatigue, fatigue facile, essoufflement, sensation d'évanouissement ou de vertige, évanouissement. Chez certains sujets et surtout aux stades initiaux, cette maladie peut ne causer aucune perturbation. En présence de symptômes ou de signes évocateurs d'une maladie du système de conduction auriculo-ventriculaire, le médecin généraliste doit adresser le patient pour consultation à un électrophysiologiste (le cardiologue qui s'occupe des arythmies cardiaques). Dans les cas plus graves, cependant, un accès rapide aux urgences est nécessaire. L'anomalie électrocardiographique qui survient lors d'un bloc auriculo-ventriculaire est un intervalle PR supérieur à 20 secondes, toutes les impulsions auriculaires atteignent les ventricules mais le temps de conduction est allongé. Les intervalles PR sont longs et constants. Enfin, les ondes P sont toutes suivies de QRS.

11.4 Tachycardie sinusale

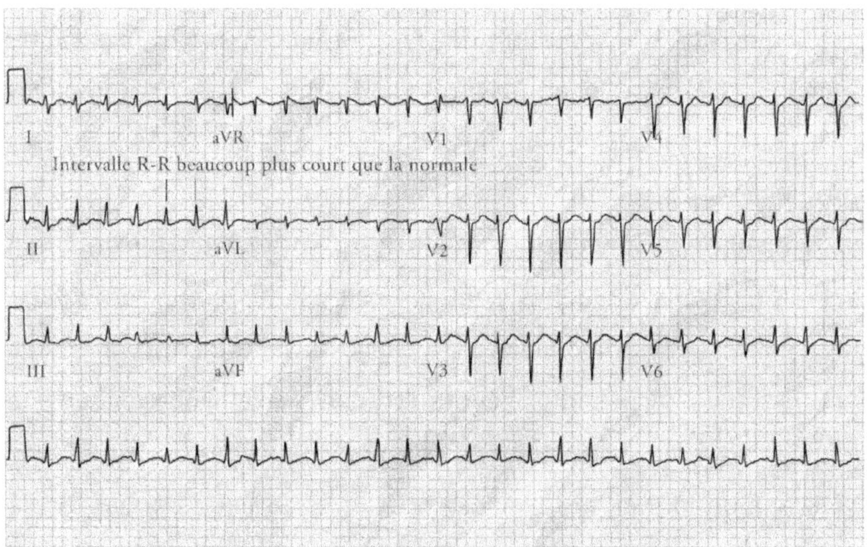

La tachycardie sinusale est l'altération du rythme cardiaque la plus fréquente retrouvée en pratique clinique. Elle regroupe un groupe hétérogène de troubles comprenant : la tachycardie sinusale secondaire à un stress psycho-physique, la tachycardie sinusale secondaire à d'autres pathologies, la tachycardie sinusale orthostatique (Postural Orthostatic Tachycardia Syndrome POTS), caractérisée par la présence d'une tachycardie sinusale lors de la prise de position érigée et la tachycardie sinusale inappropriée, où il y a une altération des mécanismes physiologiques de régulation de la réponse chronotrope. Le chevauchement clinique et symptomatologique de ces troubles rend parfois difficile un diagnostic différentiel correct. La tachycardie sinusale est simplement une augmentation improvisée du rythme cardiaque, souvent due à des causes qui peuvent être facilement attribuées à un changement émotionnel ou à un effort physique. Il est défini « sinus » car il implique le battement imposé par le nœud sino-auriculaire. Lorsque d'un phénomène épisodique il commence à devenir un symptôme récurrent ou si les battements augmentent de plus de 180 par minute, il est bon de se soumettre à des contrôles sérieux et scrupuleux, car la cause pourrait être pathologique.

L'hyperthyroïdie, l'anémie, l'embolie pulmonaire, l'ischémie et l'insuffisance cardiaque peuvent être des causes à diagnostiquer rapidement.

Restant dans un domaine de compétence naturopathique, nous examinons des cas d'élévation physiologique du rythme cardiaque et donc les causes possibles de tachycardie, que nous pouvons apprendre à gérer avec des remèdes simples et complètement naturels.

Lorsque nous pratiquons des sports, en tant que simples amateurs sans trop d'entraînement, le premier effet que nous ressentons est l'essoufflement, l'essoufflement et le soi-disant "cœur dans la gorge". Essayez d'aller à la piscine après une longue période d'inactivité et de vous essayer à une ou deux piscines : vous aurez l'impression de mourir d'une crise cardiaque !

En réalité, l'exercice que nous avons subi nécessitait une augmentation d'oxygène non seulement pour la respiration modifiée par le milieu aquatique, mais aussi pour les muscles qui, lorsqu'ils sont sollicités par des mouvements inhabituels, nécessitent une pulvérisation et une oxygénation plus importantes.

Idem si on s'essaye à la course à pied : les premières fois on aura des pulsations très fortes, une respiration laborieuse et un cœur "sur mille". Avec un entraînement constant et contrôlé, le rythme cardiaque variera également car nous aurons entraîné le muscle cardiaque et l'effet tachycardique sera modulé en conséquence.

Nous avons mentionné plus tôt comment nous pouvons gérer les épisodes de tachycardie non inquiétants. Explorons mieux quelques remèdes, notamment en cas d'effort sportif et d'anxiété et de stress. Dans le sport, il est bon de planifier soigneusement ses entraînements, de ne jamais exagérer les premières approches et si l'intention est d'être des super-héros en une seule performance, mieux vaut laisser tomber : ce serait un stress inutile auquel vous soumettriez votre corps, avec des effets certainement nocifs. La gestion du stress et de l'anxiété doit être un choix conscient et ciblé et, comme déjà mentionné, la respiration est l'outil avec lequel contrôler nos réactions. Beaucoup d'entre nous ne peuvent pas respirer, même si c'est la première activité de notre vie et l'une des dernières après notre mort. Il existe de nombreux cours issus du yoga qui enseignent comment respirer correctement et même utiliser la respiration pour canaliser nos énergies et améliorer nos activités. Certaines étapes avancées du yoga telles que le pranayama et le pratyahara susmentionnés sont très valables et efficaces pour nous libérer de l'esclavage des états émotionnels invalidants. Il est vital de trouver de bons professeurs et d'éviter les charlatans. Contactez des associations aux antécédents consolidés qui pourront vous recommander des tuteurs spécialisés. Comment se produit la tachycardie sinusale sur l'ECG ? Quand on a un QRS étroit, régulier, si l'onde P est présente, suivie du QRS, mais la fréquence cardiaque est supérieure à 100.

11.5 Bradycardie sinusale

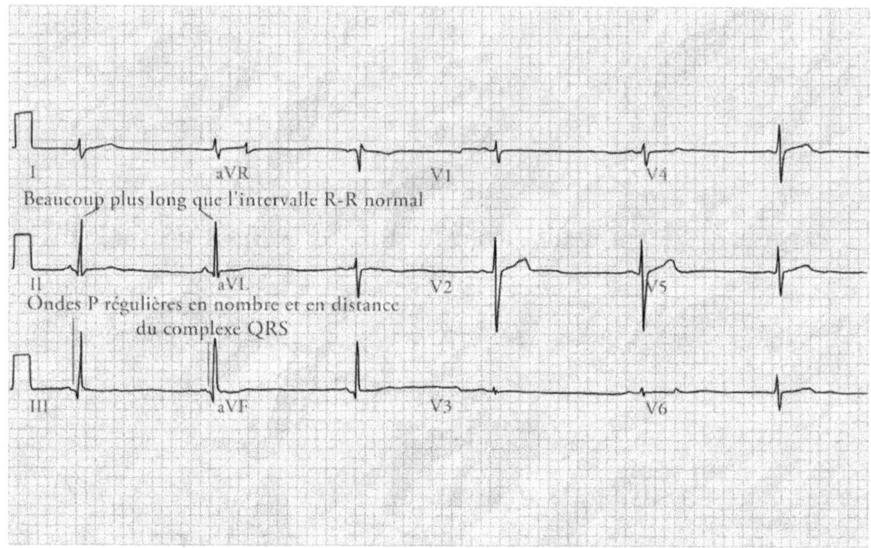

La bradycardie sinusale (ou simplement la bradycardie) signifie la réduction de la fréquence cardiaque en dessous de la plage de référence. Chez l'adulte, le cœur au repos bat à une fréquence optimale d'environ 70 à 80 battements par minute, mais les éléments suivants sont pris en compte :

• normal : rythme cardiaque au repos entre 60 et 99 battements par minute (bpm) ;

• tachycardie : fréquence cardiaque au repos supérieure à 100 bpm ;

• Bradycardie : fréquence cardiaque au repos inférieure à 60 bpm.

Dans la période néonatale, la fréquence cardiaque est plutôt plus élevée (des intervalles normaux entre 90-180 bpm sont considérés), diminuant avec l'âge (jusqu'à 10 ans, des intervalles normaux entre 70-110 bpm sont considérés). Selon l'entité, la bradycardie peut être considérée :

- léger : rythme cardiaque 50-59 ;
- modéré : rythme cardiaque 40-49 ;
- grave : fréquence cardiaque inférieure à 40.

La bradycardie est une affection clinique importante car elle peut être secondaire à plusieurs causes, mais la plupart du temps elle n'est associée à aucune maladie sous-jacente (bradycardie physiologique). Ce n'est généralement pas une affection dangereuse, mais elle peut parfois être à l'origine d'une réduction importante de l'apport sanguin aux organes périphériques ou centraux (comme le cerveau), avec un risque de blessure. La plupart du temps, elle survient de manière complètement asymptomatique, cependant elle peut parfois être responsable de l'apparition de symptômes tels que vertiges, syncope, perte de conscience. La plupart du temps, elle ne nécessite aucun traitement, mais dans les cas symptomatiques ou graves, il est possible qu'il soit nécessaire d'entreprendre une thérapie ciblée ; la bradycardie sinusale est une affection clinique facilement diagnostiquée, en effet le patient lui-même peut percevoir sa propre fréquence en palpant le nombre de battements par minute de l'artère radiale (poignet) ou carotide (cou) ; en présence de bradycardie, il est conseillé de consulter un médecin, pour exclure qu'il existe des causes déclenchantes. La bradycardie est une affection très courante, en particulier chez les jeunes et les athlètes. Un second pic d'incidence se retrouve chez les personnes âgées, où la bradycardie peut être physiologique, ou secondaire à une maladie cardiaque.

Il existe plusieurs types de bradycardie :

- physiologique : c'est la plus fréquente, une affection médicale isolée, rencontrée occasionnellement, en l'absence de pathologie cardiaque ou systémique sous-jacente ;
- pathologique ou secondaire, lorsqu'elle dérive de la présence d'autres pathologies cardiaques ou systémiques.

La bradycardie physiologique survient :

- Chez le sujet jeune, en particulier chez les sportifs qui pratiquent des activités aérobies (surtout coureurs, cyclistes et nageurs), chez qui la fréquence cardiaque peut même atteindre 30-40 bpm sans donner de manifestations cliniques significatives. Ceci est lié à une augmentation du tonus vagal, qui ralentit le rythme cardiaque ;
- Chez les personnes âgées, chez qui une bradycardie modeste peut être considérée comme physiologique ;
- Pendant le sommeil, vomissements, manœuvre de Valsalva (augmentation de la pression intra-abdominale, comme lors de la préparation d'un effort) : dans cette phase, le tonus sympathique est réduit et le parasympathique augmente, il y

a donc également une réduction modeste et physiologique de la fréquence cardiaque.

La bradycardie pathologique, en revanche, peut être secondaire à une maladie cardiaque, à une maladie systémique ou à la consommation de substances.

Cliniquement, la bradycardie peut être :

- asymptomatique : c'est l'affection la plus fréquente, surtout chez les sujets jeunes et sains ;
- symptomatique : parfois la diminution de la fréquence cardiaque peut être telle qu'elle provoque une diminution profonde du débit cardiaque (la quantité de sang pompé par le cœur en une minute) et donc une diminution de la perfusion des organes. Par conséquent, la bradycardie peut présenter des symptômes tels que : étourdissements, troubles de la vision (vision floue ou éclairs), douleur thoracique, confusion, syncope, engourdissement des mains et des pieds, sensation de froid, difficulté à respirer, fatigue pendant l'activité physique, asthénie , douleur thoracique.

En cas de bradycardie sévère, d'asystole, de plus de 3 secondes, chez le sujet âgé, présentant une fonction cardiaque de base altérée, il peut y avoir une diminution notable de la perfusion du système nerveux central, pouvant entraîner des lésions cérébrales irréversibles (accident vasculaire cérébral), plus ou moins étendu, selon la sévérité de la réduction de la perfusion. Dans les bradycardies symptomatiques, des complications secondaires à la syncope (par exemple un traumatisme crânien) peuvent survenir. Parmi les conséquences les plus graves figurent les évanouissements fréquents, l'incapacité du cœur à pomper suffisamment de sang, l'arrêt cardiaque soudain ou la mort subite. L'ECG d'une personne atteinte de cette arythmie cardiaque présente les caractéristiques suivantes :

- Ondes P avec une fréquence inférieure à 60 battements par minute ;
- Intervalle R-R beaucoup plus long que la normale, en termes de carrés sur papier millimétré ;
- Rythme plus lent mais régulier.

11.6 Le syndrome du QT long

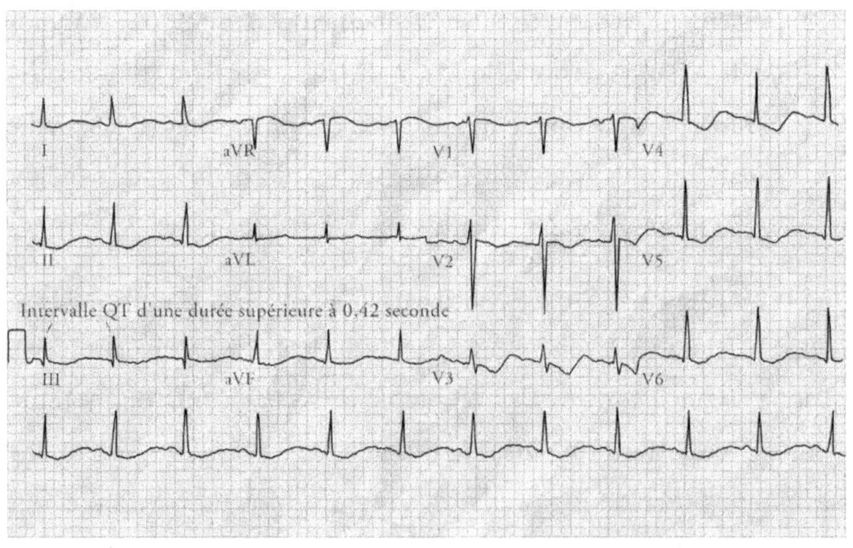

Le syndrome du QT long est une affection dans laquelle le cœur met plus de temps que la normale à se détendre entre les contractions. Il peut provoquer des battements cardiaques rapides et irréguliers, avec un risque d'évanouissement ou de convulsions. Dans certains cas, le cœur peut battre anormalement pendant si longtemps qu'il provoque une mort subite. Le syndrome peut être de nature héréditaire et donc présent dès la naissance. Une forme acquise est cependant causée par l'utilisation de certains médicaments, par un déséquilibre des sels et des minéraux dans l'organisme (déséquilibre électrolytique) et par certaines maladies. Le syndrome est traitable : des médicaments qui empêchent les changements du rythme cardiaque peuvent être pris, tandis que dans certains cas, une intervention chirurgicale ou l'implantation d'un stimulateur cardiaque ou d'un défibrillateur peut être nécessaire. Un simple électrocardiogramme permet de diagnostiquer le syndrome : le terme « QT long » fait référence à l'aspect particulier du tracé de l'électrocardiogramme. Le syndrome n'est pas commun et héréditaire chez environ une personne sur 2 000. De nombreuses personnes atteintes du syndrome du QT long ne présentent aucun trouble (symptômes). Ils peuvent prendre conscience de la maladie à la suite d'un électrocardiogramme réalisé dans un autre but ou d'antécédents familiaux liés à la maladie.

Si des perturbations sont ressenties, elles incluent :

- o l'évanouissement, la plainte la plus fréquente. Le cœur ne peut pas pomper le sang comme il le devrait et le cerveau ne reçoit pas suffisamment d'oxygène. En une minute ou deux, le rythme cardiaque revient alors à la normale et la personne reprend conscience. L'évanouissement peut survenir lorsque la personne est dans un état d'excitation, de colère, de peur ou pendant l'exercice. Contrairement aux évanouissements dus à différentes causes et généralement caractérisés par des signes avant-coureurs, dans le cas d'un QT long, vous pouvez perdre connaissance même sans aucune prémonition, mais simplement uniquement pour un bruit soudain, comme la sonnerie du téléphone ou le son d'une alarme ;

- crise, si le cœur continue de battre anormalement et que le cerveau ne reçoit pas suffisamment d'oxygène, une crise peut survenir ;

- La mort subite, si le cœur ne reprend pas son rythme normal et qu'un défibrillateur externe n'est pas utilisé à temps pour rétablir le rythme cardiaque normal, une mort subite peut également survenir. Les signes et symptômes (symptômes) du syndrome du QT long, héréditaires ou déjà présents à la naissance, peuvent survenir dès le fœtus, au cours des premières semaines ou des premiers mois de vie, voire à un âge avancé, voire jamais présents de la vie. La plupart des gens connaissent leur première maladie vers l'âge de 40 ans; la raison n'est toujours pas claire. Les troubles peuvent souvent être ressentis pendant le sommeil ou au réveil. Il est conseillé de consulter un médecin si vous vous évanouissez pendant l'exercice ou dans une situation émotionnelle ou après l'utilisation d'un nouveau médicament, surtout si vous savez que le médicament peut prolonger l'intervalle QT. Des antécédents familiaux de QT long (ayant des membres de la famille au premier degré, tels que des parents, des frères et sœurs ou des enfants atteints du syndrome) doivent également être signalés au médecin traitant. La cause du syndrome du QT long est généralement génétique, attribuable à un gène défectueux hérité d'un parent. Au moins 17 gènes associés au syndrome ont été identifiés à ce jour. Le gène défectueux affecte les protéines qui forment les canaux qui permettent le passage des ions, tels que le sodium, le calcium et le potassium. Ils régulent l'activité électrique du cœur, c'est-à-dire qu'ils permettent la contraction et la relaxation des fibres musculaires. Une mutation de ce gène provoque un dysfonctionnement des canaux précités. Certains médicaments peuvent déclencher le syndrome du QT long dans la forme acquise. Ceux-ci comprennent : certains antibiotiques, certains antihistaminiques, certains antidépresseurs et antipsychotiques, des diurétiques, des médicaments pour maintenir un rythme cardiaque normal (anti-arythmiques), certains anti-nausées. Le syndrome acquis tend à toucher particulièrement les personnes déjà prédisposées dès la naissance ; cela explique pourquoi toutes les personnes prenant les médicaments ci-dessus ne développent pas un QT long.

Les facteurs de risque sont représentés par :

- avoir un ou plusieurs parents au premier degré atteints de la forme héréditaire du syndrome ;
- prendre un ou plusieurs médicaments pouvant causer le syndrome ;
- taux altérés de potassium, de magnésium ou de calcium dans le sang, souvent associés à une anorexie mentale ;
- évanouissement ;
- Crises épileptiques.

Le syndrome du QT long génétique passe souvent inaperçu (diagnostiqué) ou est confondu avec, par exemple, l'épilepsie. Cependant, le syndrome peut être la cause de certains décès autrement inexpliqués qui surviennent chez les enfants et les jeunes adultes. Par exemple, la noyade inexpliquée d'un jeune pourrait être le premier indice de l'existence d'un syndrome du QT long au sein d'une cellule familiale. Pour une évaluation correcte du QT long, l'examen médical et l'historique de l'état de santé au fil du temps (anamnèse) sont importants.

Si le médecin soupçonne le syndrome, il peut prescrire certains tests, notamment :

- l'électrocardiogramme (ECG), qui révèle le rythme et l'activité électrique du cœur en traçant une trace sur du papier millimétré. L'examen peut se faire au repos ou sous tension, par exemple sur un tapis roulant ou un vélo d'appartement. La famille de la personne peut également être tenue de subir ce test;

- holter cardiaque, appareil à porter une journée (24 heures) pour enregistrer l'activité du cœur dans toutes les différentes phases de la journée (travail, sommeil, sport...) ;

- un examen génétique, qui peut être nécessaire pour identifier le gène défectueux responsable de l'intervalle QT long et pour aider à identifier les autres membres de la famille qui ont hérité du gène.

Il est efficace pour détecter 3 cas de syndrome du QT long acquis sur 4. Le diagnostic repose sur l'ECG montrant un axe QRS ondulant, la polarité des complexes tournant autour de la ligne isoélectrique. L'ECG de base montre un intervalle QT corrigé de la fréquence cardiaque allongé (QTc). La valeur normale est d'environ 440 millisecondes, bien qu'elle puisse varier entre les individus et selon le sexe. Des antécédents familiaux minutieux peuvent suggérer un syndrome congénital.

11.7 Arythmies et utilisation de stimulateurs cardiaques

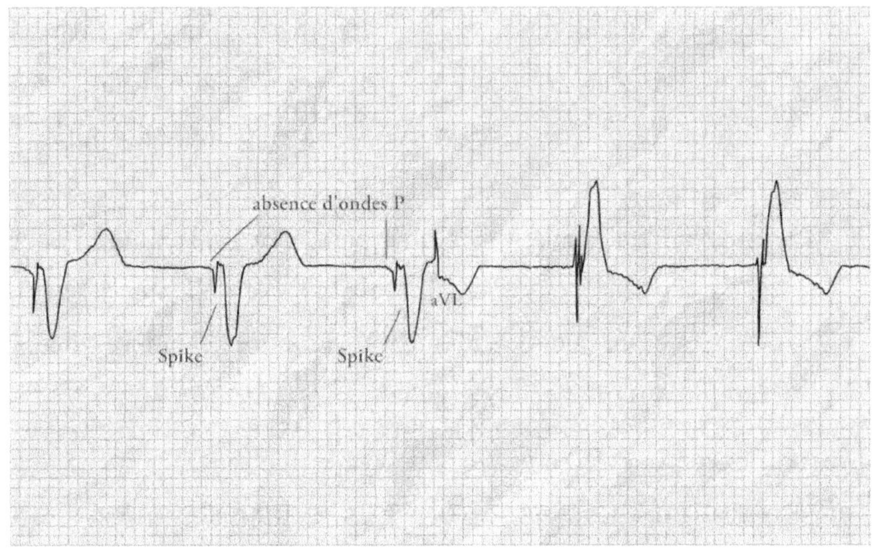

La nécessité d'un traitement des arythmies dépend des symptômes et de la gravité de l'arythmie. Le traitement vise les causes. Thérapie antiarythmique directe, qui comprend les médicaments antiarythmiques, la cardioversion-défibrillation, la cardioversion-défibrillation implantable, le stimulateur cardiaque (et une forme spéciale de stimulation électrique, la thérapie de resynchronisation cardiaque), l'ablation par cathéter, la chirurgie ou une combinaison de ceux-ci.

Les stimulateurs cardiaques sont capables de détecter l'activité électrique du cœur et de réagir, si nécessaire, en délivrant des stimuli électriques. Les sondes d'un stimulateur cardiaque permanent sont placées par voie thoracotomique ou transveineuse, mais en cas d'urgence, il est possible de stimuler le cœur en plaçant les électrodes sur la paroi thoracique. Les indications d'implantation d'un stimulateur cardiaque sont multiples mais elles impliquent en général la présence d'une bradycardie symptomatique ou d'un bloc auriculo-ventriculaire de haut grade. Certaines tachyarythmies peuvent être interrompues par une courte stimulation à une fréquence supérieure à celle de l'arythmie (stimulation overdrive) ; le stimulateur cardiaque est alors reprogrammé à la fréquence plus lente souhaitée. Malgré cela, les tachyarythmies ventriculaires sont traitées plus efficacement avec des dispositifs capables de faire une cardioversion et de défibriller, ainsi que d'agir comme des stimulateurs cardiaques (défibrillateurs automatiques implantables ou défibrillateurs automatiques implantables, DCI). Les types de stimulateur cardiaque sont désignés par 3 à 5 lettres, qui représentent quelles cavités cardiaques sont stimulées, quelles cavités cardiaques sont détectées, comment le stimulateur répond à un événement ressenti (inhibe ou active la stimulation), si le stimulateur est capable d'augmenter la fréquence de stimulation pendant l'exercice (modulation de la fréquence) et si la stimulation est multisite (dans les deux autres, dans les deux ventricules, ou plus d'une sonde dans une seule chambre). Par exemple, un stimulateur cardiaque VVIR stimule (V) et détecte les événements (V) dans le ventricule, inhibe la stimulation en réponse à l'événement ressenti (I) et est capable d'augmenter sa fréquence de stimulation pendant l'exercice (R) . Les stimulateurs cardiaques VVI et DDD sont les dispositifs les plus couramment utilisés. Ils offrent des avantages de survie équivalents. Cependant, par rapport aux stimulateurs VVI, les stimulateurs physiologiques (AAI, DDD, VDD) semblent réduire le risque de fibrillation auriculaire et d'insuffisance cardiaque et améliorer légèrement la qualité de vie. Les avancées dans la conception des stimulateurs cardiaques comprennent des circuits à faible consommation d'énergie, des batteries innovantes et des sondes médicamentées aux corticostéroïdes (utiles pour réduire le seuil de stimulation chronique), qui contribuent tous à augmenter la longévité du stimulateur cardiaque. La commutation de mode fait référence à un changement automatique de mode de stimulation en réponse à des événements détectés (par exemple, la commutation de mode de DDDR à VVIR pendant une fibrillation auriculaire). Les stimulateurs cardiaques ventriculaires sans électrode ont été récemment introduits et consistent en un générateur d'impulsions et une sonde entièrement contenus dans le ventricule droit. Ils sont placés par voie intraveineuse à l'aide de systèmes de mise en place spécialement conçus et sont maintenus dans le ventricule droit par des vis ou des dents. Les stimulateurs cardiaques sans plomb actuellement utilisés ont une taille d'environ 1 ml, un poids de 2 grammes et sont de configuration VVI ou VVIR. Il peut y avoir des complications dans l'utilisation des stimulateurs cardiaques car ces derniers ne fonctionnent pas toujours correctement, il existe des événements de sur-détection du stimulateur cardiaque dans lesquels les causes du dysfonctionnement peuvent être : échec de la marche, échec de la capture, stimulation à un rythme anormal.

D'autres complications associées aux dispositifs fonctionnant normalement comprennent l'inhibition de la diaphonie, dans laquelle l'impulsion auriculaire stimulée est entendue par la sonde ventriculaire, ce qui entraîne une inhibition inappropriée de la stimulation ventriculaire, et le syndrome du stimulateur cardiaque, dans lequel l'asynchronie auriculo-ventriculaire induite par la stimulation ventriculaire provoque des symptômes vagues et intermittents dans le cerveau (p. ex., étourdissements), cervical (p. ex., palpitations au cou) ou respiratoire (p. ex., dyspnée). Le syndrome du stimulateur cardiaque est traité en rétablissant la synchronisation auriculo-ventriculaire par stimulation auriculaire, stimulation ventriculaire simple chambre avec En particulier, les tachycardies sont une complication très fréquente. Les stimulateurs cardiaques à modulation de fréquence peuvent également augmenter les stimuli en réponse aux vibrations, à l'activité musculaire ou aux interférences produites par les champs magnétiques lors d'une IRM. Dans la tachycardie médiée par un stimulateur cardiaque (PMT), un stimulateur cardiaque à double chambre fonctionnant normalement entend l'impulsion auriculaire prématurée rétro-conduite après un événement ventriculaire (c. cet événement ressenti est suivi d'une stimulation ventriculaire qui à son tour est rétro conduite, générant ainsi une tachycardie à cycle rapide et répétitif de détection auriculaire ou, le plus souvent, stimulation double chambre. Les interférences environnementales proviennent de sources électromagnétiques telles que les appareils électrochirurgicaux et l'IRM, bien que cette dernière puisse être effectuée si le générateur et les sondes du stimulateur cardiaque ne sont pas situés à l'intérieur de l'aimant. Les téléphones portables et les dispositifs de sécurité électroniques sont une source potentielle d'interférences ; les téléphones ne doivent pas être placés près du générateur, mais ils ne posent aucun problème lorsqu'ils sont normalement utilisés pour parler (donc placés près de l'oreille). Le passage à travers des détecteurs de métaux n'entraîne pas de dysfonctionnement du stimulateur cardiaque tant que les patients ne restent pas longtemps sous celui-ci.

CONCLUSION

Nous avons vu combien l'utilisation d'un instrument tel que l'ECG est d'une aide fondamentale dans la pratique médicale quotidienne pour faire face à la fois aux situations pathologiques graves et aux conditions de routine.

Bien que la connaissance et l'étude de la structure et de la fonction du cœur soient nécessaires et essentielles à l'utilisation de l'ECG comme aide médicale, un exposé concis et simplifié des principaux composants de cet outil de diagnostic peut nous aider à mieux comprendre les résultats des rapports et des visites.

En fait, il est important de souligner que l'intention de ce livre n'est en aucun cas de remplacer les experts dans le domaine, en s'improvisant médecins et faisant un diagnostic ou un autodiagnostic. Ce livre se veut plutôt comme un outil d'accompagnement qui, en nous permettant d'identifier d'éventuelles anomalies ou altérations, nous motive et nous pousse à consulter rapidement un spécialiste, pour arriver à un diagnostic précoce avec une marge élevée de guérison.

La connaissance est très importante et aussi fondamentale pour pouvoir se comprendre et comprendre tous ces signaux que le corps nous envoie d'une manière ou d'une autre, les outils de diagnostic sont précieux mais seuls ils ne suffisent pas, nous avons besoin de plus d'attention si nous voulons nous voulons rester en bonne santé le plus longtemps possible.

Au niveau de la prévention il est bon de suivre quelques conseils simples concernant ;

- Tests pour vérifier le cholestérol et la pression artérielle
- Évitez de fumer et les aliments qui contiennent des graisses "Nocif", puisque toutes les graisses ne sont pas les mêmes, nous devons bien les choisir afin de ne pas alourdir l'organisme et mettre à risque notre santé
- L'alimentation doit être le plus possible saine et il est bon que vous fassiez de l'activité physique, un mode de vie sédentaire combiné à de mauvaises habitudes ne sont pas du tout bons pour le cœur
- De plus, l'eau est également d'une grande importance car elle permet au sang de rester fluide
- Un autre élément important est le sommeil, ceux qui dorment peu ou mal courent un plus grand risque de développer des maladies cardiaques. Quand on dort, la pression baisse et le cœur en profite

En plus des éléments décrits ci-dessus, il est nécessaire de réduire au maximum le stress, si cela prend une forme chronique nous courons le risque de développer une maladie cardiaque, cela est dû aux niveaux élevés de cortisol dans le sang, également définis comme l'hormone du stress. Au cours de la journée, il est bon de trouver son propre équilibre pour un plus grand bien-être.

Il est également important de connaître l'histoire de notre famille, notamment en ce qui concerne les maladies chroniques ou héréditaires survenues chez les plus proches parents. La prévention est la plus grande arme à notre disposition, en effet, il est bon de considérer que les dommages causés par le stress ou les mauvaises habitudes ne se manifestent pas rapidement, mais au fil des années.

Si vous vous connaissez mieux, il est possible d'élaborer une stratégie thérapeutique adéquate avec votre médecin, qui comprend également des tests spécifiques qui examinent certains aspects du cœur et de notre santé en général.

Tout commence toujours par une visite cardiologique afin de pouvoir approfondir le bon fonctionnement du cœur, avec des tests spécifiques ou plus généraux.

Si vous écoutez et vous connaissez votre cœur, vous êtes toujours sur la bonne voie. En espérant que mon travail d'approfondissement vous ait été utile et formatif, je vous invite à une plus grande prise de conscience de l'aspect préventif de la médecine, qui ne doit pas être vu seulement comme un point final lorsqu'un symptôme est ressenti, souvent lorsque cela se produit une pathologie est déjà en cours. Aujourd'hui avec les outils dont nous disposons il est possible de mieux comprendre et de façon précise notre état de santé.

Le cœur est important car il est le moteur de notre vie !